Cortes *de* Cabelo

TÉCNICAS E MODELAGEM

Dados Internacionais de Catalogação na Publicação (CIP)
(Câmara Brasileira do Livro, SP, Brasil)

Cortes de cabelo: técnicas e modelagem / revisor
técnico Rodrigo Cintra. – São Paulo : Cengage
Learning, 2015.

3. reimpr. da 1. ed. de 2009.
Título original: Milady's standard cosmetology:
haircutting

ISBN 978-85-221-0755-1

1. Beleza - Cuidados 2. Cabelos - Cuidados e
higiene.

09-12037   CDD-646.724

Índice para catálogo sistemático:

1. Cortes: Técnicas e modelagem: Cuidados pessoais 646.724

Cortes *de* Cabelo

TÉCNICAS E MODELAGEM

REVISOR TÉCNICO
RODRIGO CINTRA
HAIRSTYLIST

TRADUÇÃO
ALL TASKS

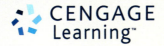

Austrália • Brasil • Japão • Coreia • México • Cingapura • Espanha • Reino Unido • Estados Unidos

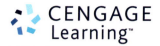

Cortes de Cabelo
Técnicas e modelagem
Milady

Gerente Editorial: Patricia La Rosa

Editora de Desenvolvimento: Noelma Brocanelli

Supervisora de Produção Editorial: Fabiana Alencar Albuquerque

Título original: Milady's Standard Cosmetology: Haircutting
Compiled by Lisha Barnes
ISBN 13: 978-1-4354-0074-0
ISBN 10: 1-4354-0074-7

Tradução: All Tasks

Revisão Técnica: Rodrigo Cintra

Copidesque: Miyuki Kishi

Revisão: Daniele Fátima Oliveira

Diagramação: Alfredo Carracedo Castillo

Capa: Marcela Perroni (Ventura Design)

© 2009 Milady, uma divisão da Cengage Learning

Todos os direitos reservados. Nenhuma parte deste livro poderá ser reproduzida, sejam quais forem os meios empregados, sem a permissão, por escrito, da Editora.
Aos infratores aplicam-se as sanções previstas nos artigos 102, 104, 106 e 107 da Lei nº 9.610, de 19 de fevereiro de 1998.

> Para informações sobre nossos produtos, entre em contato pelo telefone
> **0800 11 19 39**
> Para permissão de uso de material desta obra, envie seu pedido para
> **direitosautorais@cengage.com**

© 2010 Cengage Learning.
Todos os direitos reservados.
ISBN-13: 978-85-221-0755-1
ISBN-10: 85-221-0755-6

Cengage Learning
Condomínio E-Business Park
Rua Werner Siemens, 111 – Prédio 11 – Torre A – Conjunto 12 – Lapa de Baixo
CEP 05069-900 – São Paulo – SP
Tel.: (11) 3665-9900 – Fax: (11) 3665-9901
SAC: 0800 11 19 39

Para suas soluções de curso e aprendizado, visite
www.cengage.com.br

Impresso no Brasil.
Printed in Brazil.
1 2 3 4 5 6 7   13 12 11 10

Apresentação

A cosmetologia é uma área de estudo que se desenvolve constantemente graças às novas tecnologias de tratamento de beleza e, principalmente, aos investimentos que o campo acadêmico tem realizado para formar profissionais competentes para o mercado de trabalho. As universidades investem na composição e ampliação de cursos de graduação e de especialização graças ao grande crescimento do mercado de cosmetologia, principalmente na formação de profissionais para atuarem diretamente no atendimento em clínicas de estética e salões de beleza.

É justamente com o objetivo de contribuir e atender à necessidade de obras de qualidade para a formação dos profissionais de visagismo, uma das vertentes da cosmetologia, que *Cortes de Cabelo – Técnicas e modelagem*, que integra o selo editorial Milady da Cengage Learning, foi elaborado. Vale mencionar que Milady é referência nos Estados Unidos para o segmento de estética e de cosmetologia há 80 anos. Tem-se, portanto, em mãos uma obra de credibilidade no mercado internacional.

Tendo a oportunidade de realizar a avaliação de cada um dos cortes aqui apresentados, tanto na parte teórica como na prática, vê-se que se trata de uma obra rica em detalhes e de fundamental importância para a aplicação tanto na área acadêmica como para aqueles que já atuam no mercado profissional, mas que desejam aprimorar-se.

A obra fornece técnicas passo a passo para cortes de cabelo femininos e modelagem e cortes de cabelo masculinos. Cada técnica apresenta duas categorias: a visão geral e a aplicação. A visão geral é a apresentação sobre a técnica que será ensinada. A aplicação é o passo a passo da técnica. Cada passo é explicado em detalhes e é acompanhado por fotos. Cada técnica é executada em diferentes comprimentos, cores e texturas de cabelo para ajudar a instigar a imaginação. Enfim, a qualidade do material apresentado nesta obra contribui sobremaneira para a evolução da excelência brasileira no campo da cosmetologia.

Rodrigo Cintra
Hairstylist

Sumário

PARTE 1 • CORTES DE CABELO FEMININOS

2	Corte reto horizontal
6	Secagem do corte reto horizontal
10	Corte reto em diagonal para a frente
13	Secagem do corte reto em diagonal para a frente
16	Corte reto em diagonal para trás
19	Secagem do corte reto em diagonal para trás
22	Corte reto em cabelo seco
25	Corte reto graduado
29	Secagem do corte reto graduado
32	Graduação baixa
35	Secagem da graduação baixa
38	Graduação horizontal
42	Secagem da graduação horizontal
46	Formato quadrado em camadas
50	Secagem do formato quadrado em camadas
53	Camadas no perímetro
56	Camadas leves
60	Camadas pesadas
63	Secagem das camadas pesadas
66	Camadas pesadas no cabelo alisado
69	Alisamento e cacheamento em camadas pesadas
74	Camadas cheias
77	Secagem das camadas cheias
80	Graduação em camadas com aparador
83	Envolvendo a graduação em camadas
86	Alta graduação
90	Secagem da alta graduação
92	Corte com navalha em camadas
95	Secagem do corte com navalha em camadas
98	Camadas uniformes

PARTE 2 • CORTES DE CABELO MASCULINOS

104	Camada longa
108	Camada média
112	Camada curta
116	Graduação longa
120	Afilamento graduado médio
124	Camadas sobre afilamento graduado curto
128	Afilamento clássico
132	Afilamento alto
136	Corte curto escovado
140	Afilamento contemporâneo
144	Afilamento masculino

Créditos

p. 9: Cortesia de Tom Carson, Bob Steele Salon, Atlanta, GA

p. 15: Cortesia de Tom Carson, Attitudes Salon, Toledo, OH

p. 21: Cortesia de Tom Carson, Savvy Salon, Cornelius, NC

p. 37: Cortesia de Tom Carson, Savvy Salon, Cornelius, NC

p. 37: Cortesia de Tom Carson, The Brown Aveda Institute, Mentor, OH

p. 37: Cortesia de Tom Carson, The Brown Aveda Institute, Mentor, OH

Secagem da graduação horizontal, p. 42: Cortesia de Tom Carson, Hair Benders Int'l, Chattanooga, TN

p. 45: Cortesia de Tom Carson, Bella Donna Salon, Painesville, OH

p. 45: Cortesia de Tom Carson, Above & Beyond Salon, Vermilion, OH

Secagem do formato quadrado em camadas, p. 50: Cortesia de Tom Carson, Sheer Professionals Salon, Wooster, OH

p. 52: Cortesia de Tom Carson, The Brown Aveda Institute, Mentor, OH

p. 52: Cortesia de Tom Carson, Ladies & Gentleman Salon & Spa, Mentor, OH

p. 52: Cortesia de Tom Carson, Heavenly Hair, Indianapolis, IN

p. 52: Cortesia de Tom Carson, Shortino's, York, PA

p. 55: Cortesia de Tom Carson, Salon 2000, Indianapolis, IN

p. 55: Cortesia de Tom Carson, Shortino's, York, PA

p. 55: Cortesia de Tom Carson, Attitudes Salon, Toledo, OH

p. 59: Cortesia de Tom Carson, Yellow Strawberry Global Salons, Sarasota, FL

p. 59: Cortesia de Tom Carson, Shortino's, York, PA

p. 59: Cortesia de Tom Carson, Tangles Salon, Wichita Falls, TX

p. 65: Cortesia de Tom Carson, Above & Beyond Salon, Vermilion, OH

p. 65: Cortesia de Tom Carson, Jenniffer & Co. Salon, Mentor, OH

Alisamento e cacheamento em camadas pesadas, p. 69: Cortesia de Tom Carson, Sheer Professionals Salon, Wooster, OH

p. 73: Cortesia de Tom Carson, Sheer Professionals Salon, Wooster, OH

Envolvendo a graduação em camadas, p. 83: Cortesia de Tom Carson, foto cortesia de Salon Exclusive, Charlotte, NC. Cabelos de Maurice Lemmons, maquiagem de Betty Mekonnen.

p. 85: Cortesia de Tom Carson, foto cortesia de Salon Exclusive, Charlotte, NC. Cabelos de Maurice Lemmons, maquiagem de Betty Mekonnen.

p. 91: Cortesia de Tom Carson, Kathy Adams Salon, Buford, GA

p. 91: Cortesia de Tom Carson, Kathy Adams Salon, Buford, GA

p. 91: Cortesia de Tom Carson, Jenniffer & Co. Salon, Mentor, OH

p. 91: Cortesia de Tom Carson, Kenneth's Hair With Style, Metairie, LA

p. 97: Cortesia de Tom Carson, Jenniffer & Co. Salon, Mentor, OH

p. 97: Cortesia de Tom Carson, Europa Salon, Beachwood, OH

p. 102: Cortesia de Tom Carson, Jenniffer & Co. Salon, Mentor, OH

p. 102: Cortesia de Tom Carson, Jenniffer & Co. Salon, Mentor, OH

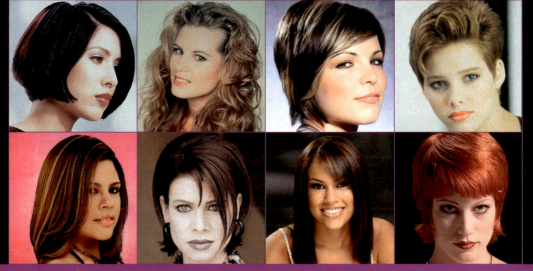

PARTE 1

Cortes *de* Cabelo Femininos

2	Corte reto horizontal
10	Corte reto em diagonal para a frente
16	Corte reto em diagonal para trás
22	Corte reto em cabelo seco
25	Corte reto graduado
32	Graduação baixa
38	Graduação horizontal
46	Formato quadrado em camadas
53	Camadas no perímetro
56	Camadas leves
60	Camadas pesadas
66	Camadas pesadas no cabelo alisado
74	Camadas cheias
80	Graduação em camadas com aparador
86	Alta graduação
92	Corte com navalha em camadas
98	Camadas uniformes

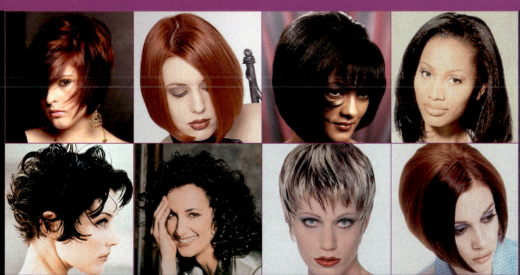

CORTE RETO HORIZONTAL

VISÃO GERAL

Este é um formato suave, elegante e brilhante que, quando liso, contorna a curva da cabeça e apresenta volume mínimo, oferecendo ainda liberdade de movimento e praticidade. Quando se acrescenta textura, a silhueta se transforma em um visual completamente diferente – com mais volume e formato expandido; a superfície da forma tem formações onduladas esculpidas que criam interesse visual e um tipo diferente de energia. O resultado é um estilo bem diferente daquele cabelo elegante e liso.

Nesse formato, todos os comprimentos de cabelo chegam a um mesmo nível, e o perímetro é horizontal.

APLICAÇÃO

Com suas clientes, estes passos técnicos seguem à consulta e lavagem.

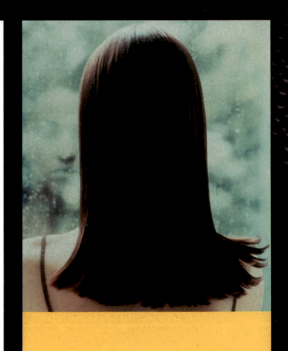

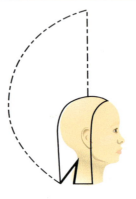

Acima temos o corte reto horizontal todo em comprimento elegante. Moldado para ser simétrico ou assimétrico, todos os comprimentos caem em uma mesma linha.

PROCEDIMENTO

1. Penteie delicadamente o cabelo molhado. Crie uma parte natural ou uma parte artificial. Para encontrar a parte natural, penteie o cabelo para trás desde a linha da testa.

2. Movimente o cabelo para a frente até que se distribua a parte natural. Penteie o cabelo para baixo desde a parte natural.

3. Para criar uma parte artificial, posicione o dedo polegar na área da coroa natural e a ponta do pente na linha frontal dos cabelos, depois faça um traço da linha frontal até a coroa.

4. Separe o cabelo de forma que essa porção fique claramente visível.

5. Agora, vá para a parte de trás e penteie o cabelo na direção de sua caída natural. Penteie ao redor da coroa, certificando-se de que todo o cabelo está distribuído de maneira uniforme.

6. Separe a parte de trás desde a coroa até a nuca, dividindo-a em duas seções.

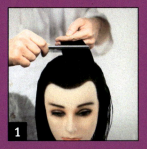
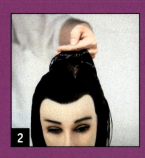
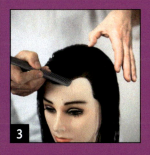
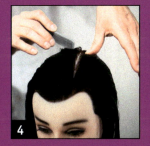
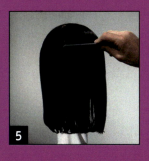
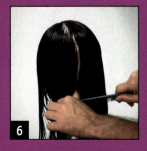

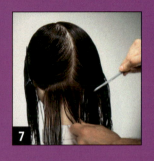 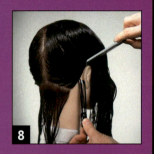
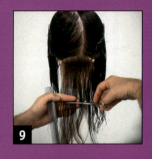 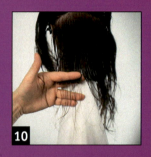
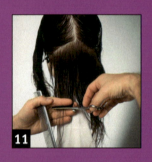 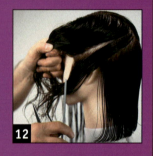
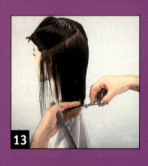 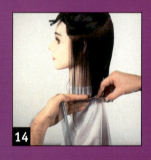
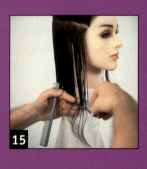 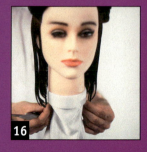

7. Começando do lado esquerdo da nuca, separe uma mecha diagonal de 1,25 cm do centro para trás da orelha.

8. Penteie o restante do cabelo para cima e para trás da orelha e prenda-o no lugar. Repita esse procedimento para o lado direito. Penteie o restante do cabelo para baixo. Observe como as linhas diagonais formam um V invertido.

9. Segure o cabelo horizontalmente entre os dedos da mão esquerda e, ao mesmo tempo, a tesoura também horizontalmente na mão direita. Com força moderada, corte o lado esquerdo começando do centro e passando para a ponta. Repita o procedimento no lado direito, cortando de fora para dentro.

10. Solte a próxima mecha de 1,25 cm em ambos os lados. Você deve ver a linha de corte anterior, que será sua mecha guia de corte. Corte a mecha seguindo exatamente esse guia.

11. Continue soltando mechas de 1,25 cm, cortando um lado e depois o outro até chegar à crista. Mantenha as divisões diagonais e a posição de corte horizontal.

12. Quando você chegar ao ponto situado cerca de 1,25 cm acima da orelha, pegue uma parte diagonal desde a porção central de trás e traga-a toda ao longo da seção lateral para a linha frontal em ambos os lados.

13. Penteie a mecha na direção de sua caída natural. Comece a cortar desde a parte de trás, passando para a frente da orelha.

14. Continue cortando em direção à frente. Penteie o cabelo na direção de sua caída natural e corte horizontalmente.

15. Vá para o lado oposto e repita o procedimento.

16. Antes de seguir adiante, faça uma verificação do equilíbrio segurando as duas mechas laterais da frente para baixo para certificar-se de que elas estão no mesmo comprimento.

17. Com o comprimento lateral estabelecido, continue a trabalhar a lateral soltando mechas repartidas de 1,25 cm na diagonal.

18. Corte a mecha de acordo com o guia de corte horizontal estabelecido. Complete toda a lateral até a parte previamente estabelecida.

19. Uma vez estabelecido o comprimento, você pode cortar da frente para trás usando as seções de corte anteriores como guia. Continue soltando mechas diagonais de 1,25 cm e cortando-as.

20. Quando chegar à área de retirada no canto do olho, reparta a mecha frontal.

21. Prenda a mecha frontal e continue cortando a lateral até completá-la.

22. Solte a mecha frontal e penteie para baixo harmoniosamente em direção à lateral. Segure-a para o lado de forma que todo o cabelo passe pela sobrancelha no mesmo ponto.

23. Segure o cabelo na altura da sobrancelha com o dedo indicador e penteie-o na direção de sua caída natural.

24. Corte o cabelo nessa posição usando a seção lateral como guia. Verifique o comprimento da nuca direcionando a cabeça para a frente e, se necessário, apare a linha.

25. Aplique o produto de modelagem líquido apropriado antes de secar, dando o acabamento elegante e reto aqui observado.

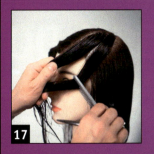
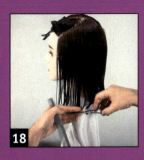
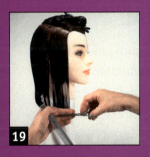
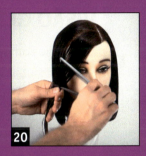
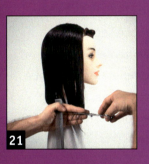
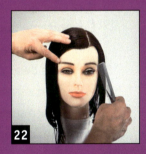
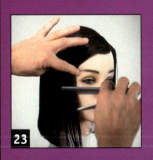
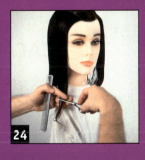
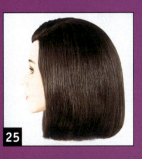

Cortes de cabelo femininos

SECAGEM DO CORTE RETO HORIZONTAL

VISÃO GERAL

Este estilo começa com um corte reto horizontal na altura do ombro. A modelagem mostrada aqui manterá e exibirá aquele corte clássico; você vai usar um secador e uma escova com base de borracha resistente ao calor para criar uma linha uniforme e cheia. É importante que você separe as mechas apropriadamente e seque cada uma delas completamente com a escova e o secador. Isso vai gerar um formato suave que destacará a precisão do corte.

APLICAÇÃO

Com suas clientes, estes passos técnicos seguem à consulta, lavagem e secagem com toalha e secador.

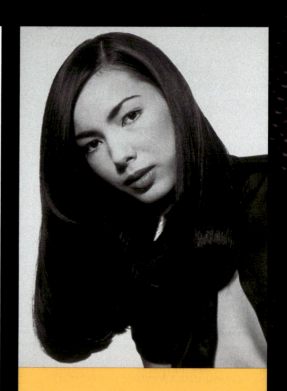

PROCEDIMENTO

1. Seque o cabelo com uma toalha e, depois, com o secador para remover o excesso de umidade. Aplique um produto modelador de sua escolha e espalhe por todo o cabelo prestando atenção especialmente à área da base.

2. Encontre a parte natural do cabelo ou determine a parte artificial se esta for diferente da parte natural do cabelo. Divida os lados desde a parte de trás – prenda-os mantendo sob controle.

3. Divida a parte de trás em duas seções, de orelha a orelha. Controle e penteie os comprimentos da parte de cima e prenda-os.

4. Começando da nuca, use uma escova com base de borracha resistente ao calor para escovar o cabelo inicialmente em uma elevação baixa. Continue escovando com um secador em temperatura média enquanto vira as pontas do cabelo na direção preferida. Observe como o bico do secador é usado para posicionar os comprimentos do cabelo no trabalho de escova.

5/6. Continue usando a mesma técnica com mechas de 2,5 a 3,75 cm, até a área occipital. Observe o ângulo do cabelo desde a raiz durante a secagem – isso acentua a elevação da base.

7. Aqui você pode ver os resultados desenvolvidos na parte de trás – um formato suave e arredondado com um mínimo de movimento nas extremidades.

8. Continue com a modelagem subdividindo a seção lateral. Com a escova, segure o cabelo em uma elevação baixa e siga com o secador, lembrando de virar a escova para criar uma extremidade arredondada ou virada.

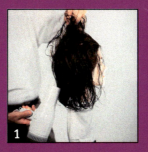
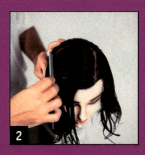
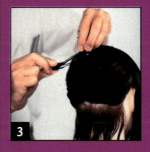
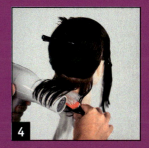
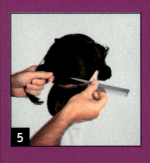
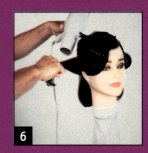
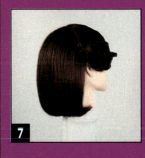
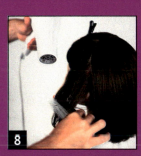

Cortes de cabelo femininos

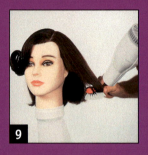
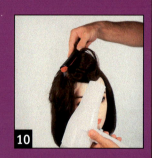
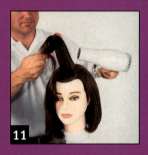
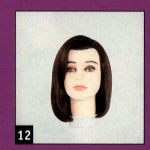

9. Continue do mesmo jeito por toda a seção lateral. Vire a escova até as pontas para acentuar o arredondado.

10. Começando pela parte da frente, segure o cabelo reto a partir da cabeça. Seque a base ou a área da raiz do cabelo. Na área da franja, faça uma curva no cabelo, secando em forma de onda. Conforme a onda começar a ser formada, enrole a escova de volta para acentuar uma onda mais profunda. Trabalhe até a parte de cima com seções verticais.

11. Depois, trabalhe até a parte de baixo conforme mostrado. Continue secando do meio até as extremidades do cabelo conforme esboçado.

12. A modelagem final exibe linhas suaves e elegantes que acentuam o corte reto horizontal.

Eles conseguem porque acham que conseguem.

Virgílio

CRIE

Aplique esta técnica para comprimentos, cores e texturas diferentes e obtenha possibilidades quase infinitas.

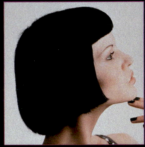
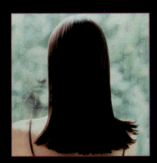
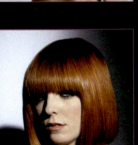
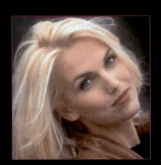
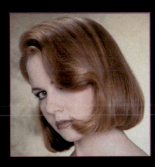

Cortes de cabelo femininos

CORTE RETO EM DIAGONAL PARA A FRENTE

VISÃO GERAL

Um verdadeiro clássico, este corte foi apresentado pela primeira vez no salão Sassoon e posteriormente referido como um corte em A ou inclinado. A dinâmica linha diagonal dá qualidade ao balanço e livre movimento. É mais curto na área central de trás, ficando mais comprido enquanto segue para a frente. O cabelo mais curto vai empurrar e direcionar o cabelo mais comprido, fazendo o corte em A movimentar-se para a frente. Uma divisão lateral torna o penteado evocativo e dramático ao mesmo tempo que emoldura o rosto.

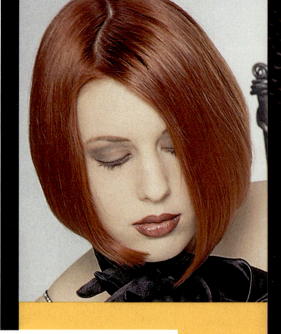

APLICAÇÃO

Com suas clientes, estes passos técnicos seguem à consulta e lavagem.

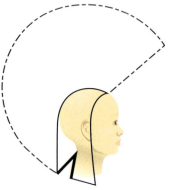

No corte reto em diagonal para a frente, o comprimento progride da área externa para a interna. Todos os comprimentos caem em um único nível ao longo da moldura do perímetro diagonal em direção da frente.

PROCEDIMENTO

1. Estabeleça uma mecha lateral e penteie delicadamente o cabelo com a cabeça erguida. Penteie todo o cabelo na direção da caída natural. Certifique-se de que as extremidades estão penteadas ordenadamente.

2. Divida a parte de trás da coroa em duas porções iguais em linha reta até a nuca.

3. Faça uma divisão diagonal de 1,25 cm desde o centro até a orelha e penteie o cabelo para baixo.

4. Prenda o cabelo restante e repita esse procedimento no lado oposto. Comece a cortar no lado esquerdo. Penteie a mecha para baixo. Mantendo o cabelo reto para baixo com as costas da mão, faça um ângulo com os dedos partindo do centro das costas e crie uma linha diagonal para a frente. Mantenha uma pressão moderada enquanto corta o cabelo rente ao pescoço, ao longo da parte inferior do dedo mínimo.

5. Vá para o lado direito. Penteie o cabelo para baixo e coloque a mão para formar uma linha diagonal para a frente. Em pé e à esquerda desse lado, para seu maior conforto, segure o cabelo com a mão esquerda e corte com a direita. Exercendo uma pressão consistente, corte o cabelo rente ao pescoço, da parte central para o lado. Observe que a tesoura é segurada com a palma da mão para cima.

6. Volte para o lado esquerdo. Continue a soltar mechas diagonais de 1,25 cm de ambos os lados e corte para acertar o comprimento e o ângulo da seção de corte anterior.

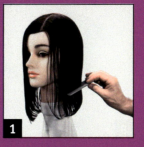
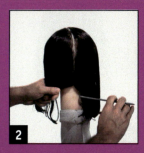
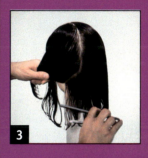
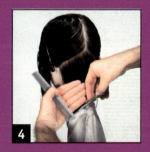
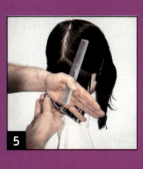
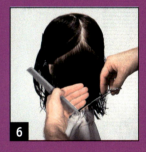

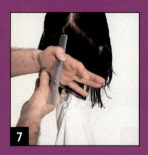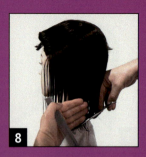
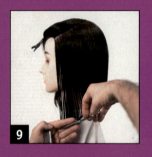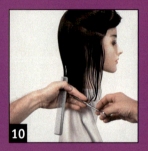
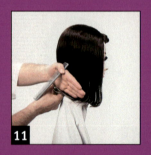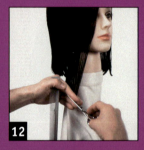
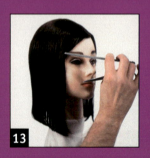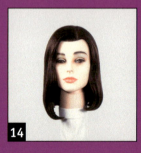

A jornada de mil milhas começa com um passo.

Provérbio chinês

7. Repita o procedimento do lado direito, cortando outra vez uma nova mecha de 1,25 cm conforme o guia de corte estipulado. Quando passar do lado esquerdo para o direito, troque a posição da tesoura: de palma da mão para baixo para palma da mão para cima.

8. Continue assim até alcançar a crista. De frente para a modelo, pegue uma porção diagonal, que se movimenta da parte central das costas, pela lateral, até a frente. Com a cabeça reta, penteie os lados e a parte de trás seguindo a caída natural do cabelo e continue cortando na diagonal a partir do centro das costas em direção da frente.

9. Quando alcançar a orelha, vá para o lado. Segurando o cabelo entre os dedos indicador e médio, complete a linha em diagonal para a frente soltando mechas de 1,25 cm até que toda a lateral esteja cortada.

10. Vá para o lado oposto e repita o procedimento: solte mechas de 1,25 cm e corte estabelecendo os comprimentos laterais em diagonal para a frente. Movimente a cabeça para a frente enquanto corta a área de trás contra a pele. Posicione a cabeça reta enquanto corta a área lateral entre os dedos ao longo da linha em diagonal para a frente.

11. Continue soltando mechas até alcançar a área de retirada próximo ao canto do olho. Nesse ponto, divida a área frontal superior, prenda e complete a lateral direita soltando mechas de 1,25 cm e cortando-as ao longo da linha diagonal para a frente estabelecida.

12. Com os dois lados completos, solte a mecha frontal, penteie na direção de sua caída natural e corte-a diagonalmente para juntá-la à linha já estabelecida.

13. Para verificar a linha do corte, coloque a lateral direita pesada até a sobrancelha para combinar com o cabelo penteado nessa posição no lado oposto. Verifique os comprimentos. Refine a linha, se necessário.

14. O corte concluído exibe uma linha de perímetro diagonal leve ao redor do rosto. O comprimento dá grande liberdade de movimento e elegância.

SECAGEM DO CORTE RETO EM DIAGONAL PARA A FRENTE

VISÃO GERAL

A modelagem começa com o corte reto em diagonal para a frente. Assim como você modelou o corte reto horizontal, mantenha as linhas organizadas do corte reto clássico enquanto direciona mais cabelo para a frente, em direção ao rosto. É um visual clássico com estilo contemporâneo que funciona para diversos formatos de rosto, idades e estilos.

APLICAÇÃO

Com suas clientes, estes passos técnicos seguem à consulta, lavagem e secagem com toalha e secador.

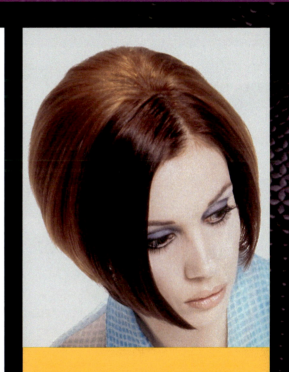

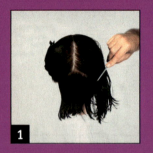
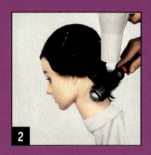
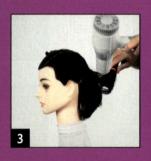
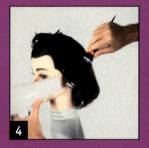
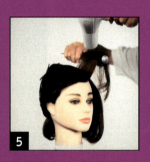
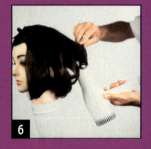
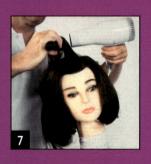
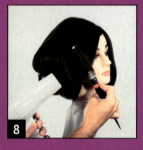
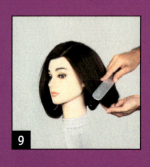
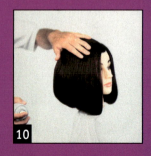

PROCEDIMENTO

1. Distribua o cabelo começando da parte de cima da orelha, pelo topo da cabeça, até a outra orelha. Subdivida a parte de trás, primeiro abaixo da parte posterior central, depois a área da nuca. Reparta diagonalmente ambos os lados, depois penteie e prenda os comprimentos superiores.

2. Começando da nuca e usando uma escova redonda, enrole o cabelo nela e levante-a e abaixe-a enquanto segue com a secagem.

3. Continue com esse procedimento até a área de trás, soltando mechas de 2,5 cm a 3,75 cm. Revolva a escova redonda ao longo do comprimento do cabelo, criando volume nas pontas. Pressione para finalizar o efeito liso.

4. Continue pela seção lateral, começando da mecha acima da orelha e movendo para cima na parte lateral.

5. Na área lateral, segure a mecha reta enquanto seca a base, continuando até as pontas.

6. Passe para uma escova menor e redefina as pontas, adicionando calor e depois pressionando o botão de resfriamento. Continue em todo o perímetro seguindo as linhas do corte. Isso dará volume extra às pontas.

7. Para dar mais altura à área de cima, segure o cabelo em sentido contrário à base. Primeiro seque a base e depois continue para fora ao longo do comprimento do cabelo com maior intensidade.

8. Para criar um efeito levantado, enrole o cabelo ao redor do rosto enquanto seca, depois resfrie a partir de baixo (com maior força).

9. Mais uma vez, use uma escova pequena para acentuar as pontas. Escove e relaxe todo o penteado.

10. Para finalizar o penteado, aplique spray na parte de cima do cabelo e acerte com as mãos. O corte reto em diagonal para a frente com movimento volumoso e com balanço é um clássico moderno!

> O gênio é 99% transpiração e 1% inspiração
>
> *Thomas Edison*

CRIE

Aplique esta técnica para comprimentos, cores e texturas diferentes e obtenha possibilidades quase infinitas.

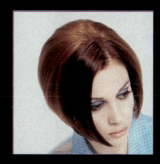
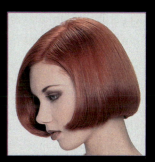
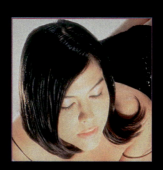
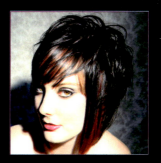
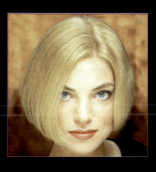

CORTE RETO EM DIAGONAL PARA TRÁS

VISÃO GERAL

O corte reto em diagonal para trás tem uma linha de perímetro contínua e curva, criando um visual fluido. Mais curto na frente e mais longo na parte posterior central, esse estilo – também chamado "pajem" – é muito versátil em suas opções de modelagem e permite grande liberdade de movimento. Foi originalmente criado para a famosa dançarina Isadora Duncan[1] – para ser repaginado. Essa versão mais curta do corte "Isadora" é realmente poesia em movimento.

APLICAÇÃO

Com suas clientes, estes passos técnicos seguem à consulta e lavagem.

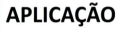
1. Bailarina norte-americana, pioneira da dança moderna (NE).

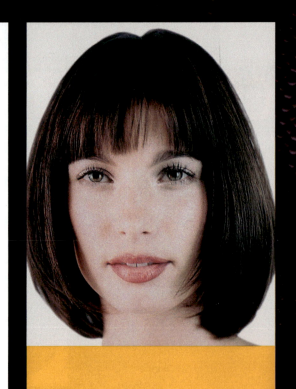

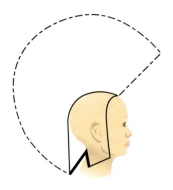

A moldura diagonal da parte de trás se movimenta abaixo da mandíbula até a área do colarinho na parte de trás da cabeça.

PROCEDIMENTO

1. Prepare-se para o corte fazendo a repartição assim como no corte reto anterior. Do lado esquerdo, posicione as costas da mão contra a cabeça de forma que os dedos apontem para baixo, em direção da nuca, e o pulso fique levemente elevado. Mantenha ambas as mãos à esquerda do centro do seu corpo. Usando a posição de corte "palma da mão para baixo", corte na diagonal a partir da porção posterior central até a lateral.

2. Para a lateral direita, use a posição de corte "palma da mão para cima". Faça um ângulo com a mão posicionando o pulso mais abaixo e os dedos apontando para a orelha. Ambas as mãos ficam à direita do centro do seu corpo. Corte partindo da porção posterior central para a lateral.

3. Volte para o lado esquerdo, separe outra mecha diagonal do cabelo de 1,25 cm e corte movendo as mãos para a esquerda do centro do seu corpo e usando a posição de corte "palma da mão para baixo". As pontas dos dedos da mão que segura o cabelo devem formar um ângulo para baixo, elevando levemente o pulso.

4. Continue indo de lado a lado e cortando mechas diagonais de 1,25 cm até a crista. Mantenha uma elevação de zero grau, pressão uniforme e a linha de corte diagonal posterior.

5. Quando chegar à crista, pegue uma divisão diagonal de 1,25 cm que vai da parte posterior central, pela lateral, até a frente. Com a cabeça reta, penteie as laterais e a parte de trás na direção de sua caída natural. Corte a seção lateral usando a mão para continuar a linha diagonal de trás da cabeça e, a partir da parte traseira, corte até a frente.

6. À medida que você alcança a parte da frente, movimente seu corpo até a posição lateral. Solte mechas subsequentes e complete a lateral esquerda.

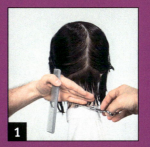
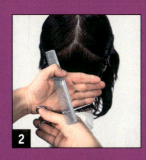
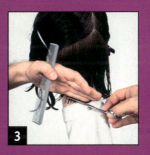
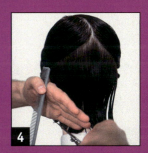
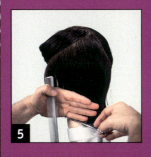
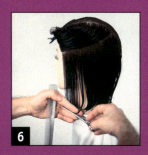

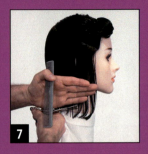
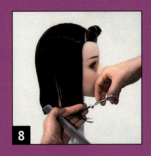
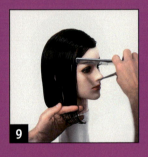
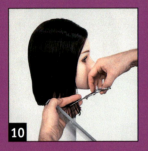
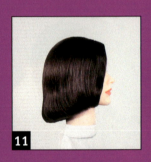

7. Vá para o lado direito. Pegue uma porção de cabelo da parte de trás até a lateral e corte. Use uma elevação de zero grau e posicione a mão de forma que continue a linha diagonal da parte de trás.

8. Quando chegar à área de retirada, prenda a franja na frente e complete o corte lateral.

9. Verifique o equilíbrio do corte certificando-se de que ambos os lados têm o mesmo comprimento e o mesmo ângulo. Solte a franja frontal e penteie para baixo. Coloque o lado direito pesado sobre a sobrancelha para combinar com a posição do cabelo do lado oposto.

10. Segurando a mecha frontal e o guia lateral juntos, corte a mecha frontal.

11. Após concluído o corte, é evidente a forte linha diagonal da parte de trás.

Sucesso é a soma de pequenos esforços, que se repetem a cada dia.

Robert Collier

SECAGEM DO CORTE RETO EM DIAGONAL PARA TRÁS

VISÃO GERAL

Um dos serviços mais solicitados no salão é a secagem do cabelo com textura lisa. Essa modelagem é relativamente fácil, mas exige paciência, as ferramentas corretas e os produtos de modelagem certos. O enfoque de uma mecha por vez é a chave para um penteado acabado liso.

APLICAÇÃO

Com suas clientes, estes passos técnicos seguem à consulta, lavagem e secagem com toalha e secador.

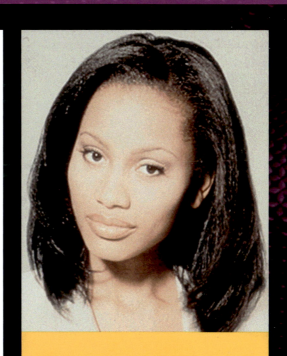

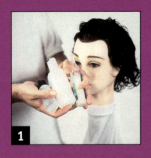
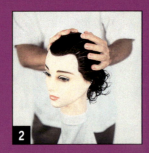
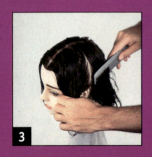
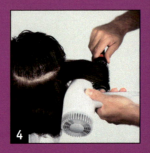
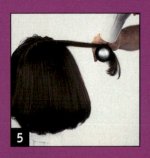
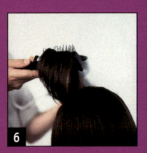
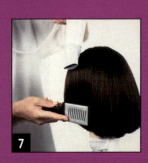
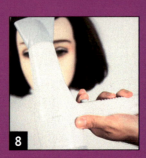

PROCEDIMENTO

1. Alguns produtos para modelagem que você pode escolher são o gel líquido, a mousse condicionadora e o finalizador com brilho de silicone. Você pode até mesmo combiná-los.

2. Aplique o produto de sua escolha e trabalhe todo o cabelo com ele.

3. O cabelo será dividido em mechas de 2,5 cm por toda a cabeça. Prenda o cabelo da parte de cima da cabeça organizadamente. Comece a secar a área da nuca. Use uma escova de cerdas redonda e grande para alisar e secar o cabelo. Esse tipo de escova permite exercer pressão extra.

4. Use a lateral do bico do secador para manter o controle da mecha que está sendo trabalhada. Esse bico é inserido embaixo da mecha de cabelo para mantê-la no lugar enquanto a escova é reposicionada.

5. Prossiga escovando junto com o secador. Mantenha a escova e o fluxo de ar passando por todo o cabelo.

6. Coloque certa pressão para alisar a superfície do cabelo e dar um acabamento mais fino. Passe o calor do secador sobre a superfície do cabelo mais lentamente do que o normal, pois é necessário mais calor para alisá-lo.

7. Segurando o cabelo com firmeza, adicione calor à superfície do modelo acabado.

8. Use o botão de resfriamento do secador para ajudar a definir o movimento ou a uniformidade.

9. Use a curva da escova para virar as extremidades do cabelo.

10. Uniformize o cabelo com um pente de dentes largos. Aplique spray para manter o penteado ou um produto para dar brilho por toda a superfície do cabelo.

11. O modelo finalizado apresenta uma textura lisa, que define o formato reto em diagonal para trás. Cabelos crespos se transformam com a utilização da técnica de secagem.

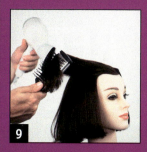
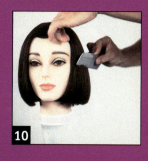
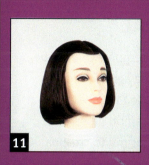

É melhor acender uma vela que amaldiçoar a escuridão.

Provérbio chinês

CRIE

Aplique esta técnica para comprimentos, cores e texturas diferentes e obtenha possibilidades quase infinitas.

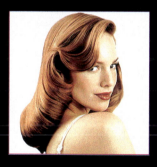
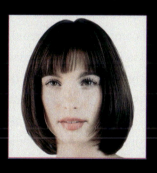
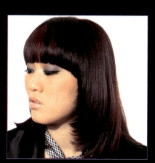
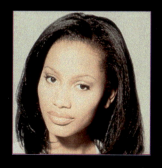

Cortes de cabelo femininos 21

CORTE RETO EM CABELO SECO

VISÃO GERAL

Administração do tempo é prioridade para o estilo de vida agitado de hoje em dia. Uma boa técnica para administração do tempo de suas clientes com cabelos muito crespos é investir mais tempo em serviços de relaxamento químico, tratamentos condicionadores e preparação do cabelo com a escova (preparação prévia) antes de começar o corte e o acabamento.

Cabelos altamente texturizados (crespos, por exemplo) são completamente diferentes quando estão molhados. Quando esse tipo de cabelo seca, ele se contrai em comprimento à medida que os cachos se formam. Cortar esse tipo de cabelo estando ele seco lhe dará mais controle sobre a criação do modelo. Depois que o cabelo é relaxado, alisado e suavizado, há uma variedade ilimitada de estilos esculpidos que podem ser criados partindo dessa base.

A técnica de corte em cabelo seco é um conceito de corte e acabamento clássico e condensado.

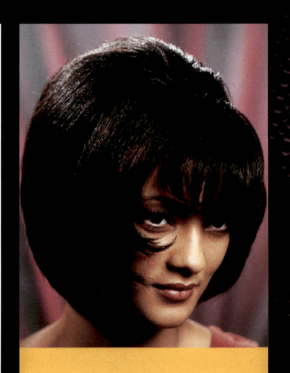

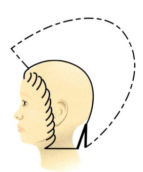

As camadas internas preexistentes fluem sobre o comprimento do perímetro reto. As áreas despontadas ao redor da linha frontal são cortadas de forma reta.

APLICAÇÃO

Com suas clientes, estes passos técnicos seguem a consulta. Em primeiro lugar, é realizado o tratamento de relaxamento, seguido dos tratamentos condicionantes e colorantes.

Preparando para o corte, seque o cabelo fazendo uma escova.

PROCEDIMENTO

1. Depois de secar, use a touca para alisar, controlar e suavizar o cabelo antes do corte a seco. Escove e penteie todo o cabelo seco ao redor da cabeça, depois seque por mais alguns minutos ou posicione a cabeça debaixo de um secador morno para "ajustar" a direção do cabelo.

2. Isso vai criar um movimento curvo natural, com o cabelo contornando o formato da cabeça, um resultado que geralmente não é alcançado em cabelos quimicamente relaxados, secos ou alisados.

3. Agora o cabelo está pronto para um corte a seco.

4. Escove o cabelo na direção do corte desejado.

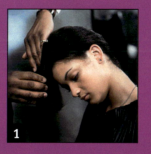
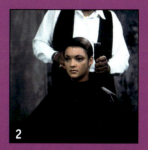
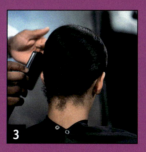
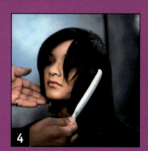

Cortes de cabelo femininos

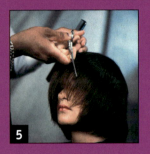
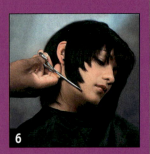
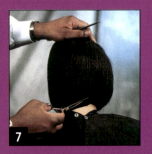
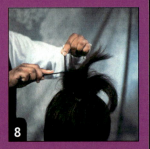
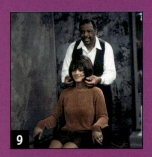
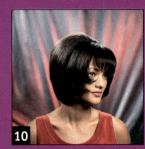

5. Corte diagonalmente uma linha sobre o olho esquerdo. Você vai repicar os dois lados dessa linha. Esta técnica tem forma livre por natureza – você repica o comprimento ao redor da linha frontal do cabelo em intervalos medidos, levemente irregulares.

6. Após completar a área da franja, vá para o lado direito. Continue a criar seu design ao redor do rosto usando a técnica do repique. Repita o mesmo procedimento no lado esquerdo.

7. Após completar os lados esquerdo e direito, vá para a parte de trás. Crie um comprimento reto conforme desejado.

8. Penteie o cabelo para trás no topo da cabeça e erice para dar volume na área da coroa. Alise e enrole o cabelo. Você tem agora uma cabeça inteira harmonicamente em textura, com cachos de movimento suave.

9. Aplique spray para fixação com os dedos e faça os detalhes ao redor do rosto. A transformação da cliente está completa. Seu cabelo foi totalmente mudado!

10. A textura consistente e o movimento suave complementam o formato reto contornado, resultados que são acentuados por meio das técnicas de corte e secagem com touca. O modelo acabado é progressivamente clássico, e o cabelo é brilhante e sedoso.

CORTE RETO GRADUADO

VISÃO GERAL

Neste corte você vai combinar dois formatos diferentes de modo harmonioso. A área graduada da nuca flui em um formato reto em diagonal para a frente e para os lados. Para criar o corte, você vai aprender duas novas técnicas: o uso da graduação na área da nuca e o uso do repicado para refinar a graduação e a linha do perímetro. Este corte reto graduado – alguns o chamam de corte chanel graduado – é moderno, e a linha em diagonal para a frente dá grande liberdade de movimento. A área da nuca bem aparada é escultural por natureza, enquanto o resto do corte apresenta ótima estrutura e formato.

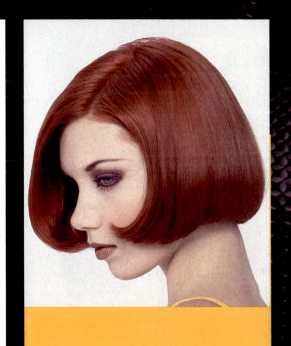

APLICAÇÃO

Com suas clientes, estes passos técnicos seguem à consulta e lavagem.

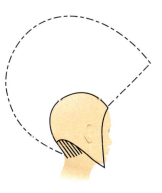

O corte reto graduado é um clássico moderno. A graduação esculpida na nuca cai lindamente em uma área de peso nas laterais.

Cortes de cabelo femininos

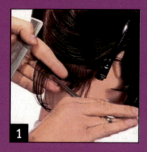
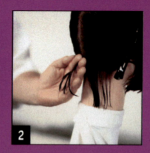
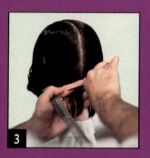
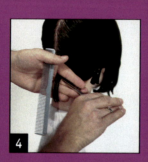
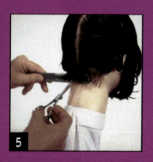
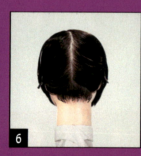

PROCEDIMENTO

1. Neste corte nós usaremos a posição "palma a palma" da tesoura.

2. A preparação do cabelo para um corte reto começa com o corte no lado esquerdo da parte de trás. Penteie e levante o cabelo, segurando-o à distância de um dedo da área da base. Essa é a posição de manutenção ou elevação de um dedo para criação da graduação.

3. Corte a seção na diagonal ao longo da parte interna do dedo médio da mão esquerda, que está segurando o cabelo. Observe como toda a mão esquerda está em um ângulo para baixo à esquerda.

4. Repita o procedimento no lado direito cortando o cabelo na direção oposta.

5. Para refinar o formato do perímetro na nuca, segure a mecha com o pente e use a técnica do repicado.

6. Ao terminar, a primeira mecha já mostra a graduação: em vez de ficar liso, o cabelo se acumula ao longo do ângulo graduado cortado.

7. Solte a próxima mecha de 1,25 cm. Você deve poder entrever o guia de corte anterior através dela.
8. Penteie o cabelo para baixo e para fora a uma elevação média e corte, seguindo o guia de corte estabelecido.
9. Repita esse procedimento no lado oposto.
10. Continue a soltar mechas de 1,25 cm e corte de acordo com o guia. Esse será o procedimento enquanto você trabalha até a área de trás. Não altere a posição do cabelo para uma direção diferente da caída natural.
11. Quando você chegar à crista, comece a trabalhar as laterais.
12. Reparta o cabelo para os lados, movendo uma seção em diagonal para a frente com não mais que 1,25 cm acima da orelha. Levante a cabeça. Corte o cabelo diagonalmente em uma posição baixa. Posicione os dedos para estabelecer o comprimento e criar a linha diagonal; corte toda a seção lateral, segurando o cabelo o mais próximo possível da pele.
13. Penteie o cabelo contra a pele e verifique a precisão da linha. Isso vai acentuar uma linha reta.
14. Vá para o lado oposto. Solte uma mecha diagonal de 1,25 cm acima da orelha. Levante a cabeça. Segurando o cabelo para baixo, comece a cortar na parte de trás graduada. Corte em diagonal para a frente com o cabelo na direção de sua caída natural. Posicione os dedos para estabelecer o comprimento e criar a linha diagonal; corte toda a seção lateral trabalhando o mais próximo possível da pele.

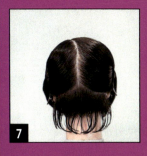
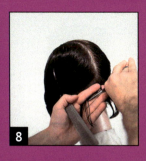
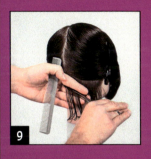
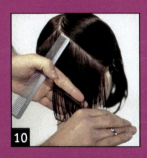
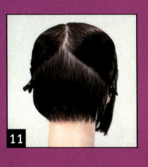
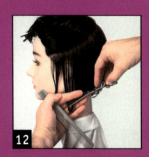
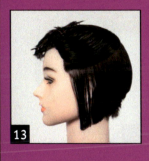
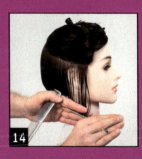

Cortes de cabelo femininos

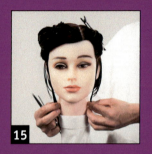
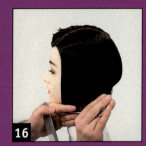
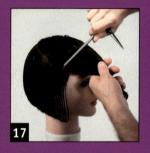
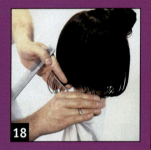
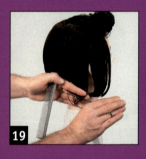
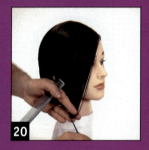
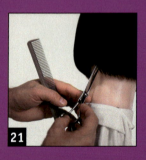
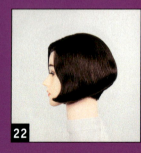

15. Antes de cortar as mechas subsequentes nas laterais, verifique os comprimentos em ambos os lados para ter certeza de que estão uniformes.

16. Volte para o lado esquerdo. Reparta diagonalmente o cabelo, soltando mechas de 1,25 cm. Corte seguindo o guia estabelecido. Mantenha a caída natural do cabelo ao trabalhar em direção das laterais e segure o cabelo o mais baixo possível. Continue a usar essa técnica até a divisão na parte de cima.

17. Do lado direito, continue repartindo o cabelo diagonalmente para soltar mechas.

18. Mantenha a caída natural do cabelo enquanto corta as laterais seguindo o guia estabelecido. Continue seguindo esse guia para cortar em diagonal para a frente e para os lados.

19. Vá para o lado e corte o cabelo na direção de sua caída natural.

20. Divida a área frontal da franja no topo da cabeça, penteie para o lado direito e corte em um ângulo até a frente se encontrar com as laterais. O corte da parte de cima da cabeça é feito no lado pesado da parte, o lado direito somente.

21. Verifique todo o perímetro usando a técnica do repicado com a ponta da tesoura.

22. A silhueta escultural vista aqui é um formato suntuoso a ser adaptado de várias maneiras. A precisão do formato dá ao modelo um apelo moderno e arrojado.

Tempos difíceis nunca duram, mas pessoas obstinadas sim.

Robert Schuller

SECAGEM DO CORTE RETO GRADUADO

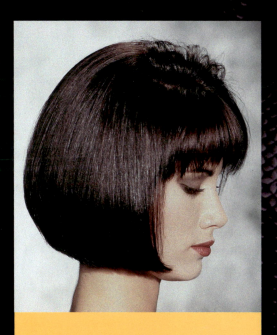

VISÃO GERAL

Este modelo começa com corte reto graduado completado na parte de corte do programa. Modelar esse corte com um visual assimétrico afina o rosto e responde às necessidades da cliente que deseja tirar o cabelo do rosto. Mais uma vez, o movimento simples da escova e do secador pelo cabelo vai encorpar e criar efeitos ornamentais sem diminuir a silhueta escultural do corte.

APLICAÇÃO

Com suas clientes, estes passos técnicos seguem à consulta, lavagem, secagem com toalha ou secador.

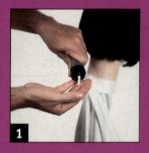
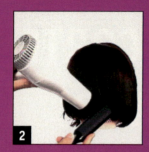
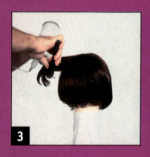
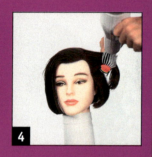
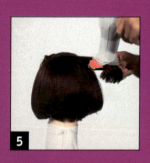
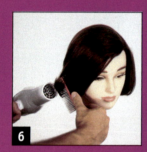

PROCEDIMENTO

1. Aplique um produto para modelagem de sua escolha e trabalhe por todo o cabelo. Use uma porção lateral como parte do modelo.

2. Comece a contornar a área da nuca com uma escova de cerdas com base de borracha. Conduza o cabelo para a direção externa desde a parte posterior central até qualquer um dos lados. O fluxo de ar segue a escova enquanto contorna o cabelo contra a cabeça.

3. Acima da área occipital, comece a repartir o cabelo em diagonal para a frente. Insira as últimas duas fileiras da escova para levantar e direcionar o cabelo enquanto o seca com o secador. Continue o movimento para cima e mantenha a escova enquanto seca na diagonal para a frente.

4. Continue com esse processo nas laterais. Levante o cabelo desde a base, conforme desejado. Vire as pontas e seque para chanfrá-las para baixo.

5. Repita o procedimento do outro lado da cabeça. Concentre-se na utilização precisa da técnica de secagem. Alterne a escova entre os comprimentos e faça um chanfrado com as pontas para formar uma linha arredondada.

6. Termine de secar a área frontal, prestando especial atenção à base e ao meio. As pontas serão secas para cima. Segure as extremidades do cabelo com a escova e vire-as para cima para criar um efeito levantado.

CRIE

Aplique esta técnica para comprimentos, cores e texturas diferentes e obtenha possibilidades quase infinitas.

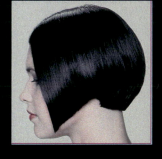
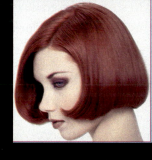
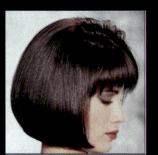
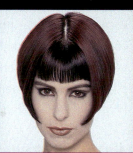

GRADUAÇÃO BAIXA

VISÃO GERAL

Neste formato graduado clássico, os comprimentos fluem na diagonal voltando-se para o rosto. Este estilo médio é perfeito para a cliente que gosta de cabelo comprido, mas aprecia o controle e a praticidade de um corte curto.

Depois de criar o formato graduado, você vai amaciar as pontas do comprimento graduado removendo os cantos. Isso irá modernizar o formato e criar bordas suavemente arredondadas.

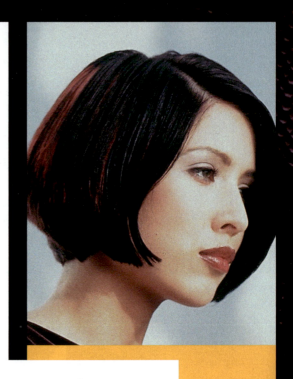

APLICAÇÃO

Com suas clientes, estes passos técnicos seguem à consulta e lavagem.

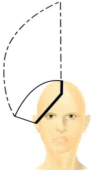

Este modelo comercial é muito popular e apresenta uma moldura graduada que flui longe do rosto. O formato médio apresenta uma linha que vai da ponta do nariz a cerca de uma polegada abaixo da nuca na parte posterior.

PROCEDIMENTO

1. Estabeleça uma repartição lateral, penteando o cabelo na direção de sua caída natural com a cabeça levantada. Certifique-se de que as pontas estão bem penteadas. Trabalhando em uma das partes laterais, penteie o cabelo para trás da orelha. Reparta diagonalmente uma mecha de 1,25 cm bem na frente da orelha, movendo da linha frontal do cabelo de volta para cima da orelha.

2. Use uma elevação baixa (um dedo). Faça um ângulo com os dedos segurando o cabelo desde a ponta do nariz até o lóbulo da orelha. Use a tesoura na posição horizontal enquanto corta.

3. Essa linha em ângulo diagonal será seu guia de corte. Note que se forma um ângulo do nariz ao lóbulo da orelha.

4. Separe a próxima seção, que dá origem a um ângulo para baixo com a linha do cabelo, de forma que ela caia 1,25 cm acima do topo da orelha. Penteie o cabelo na direção de sua caída natural e corte na diagonal, seguindo o guia estabelecido.

5. Segure baixo a tesoura na posição horizontal. Tomando cuidado para não cortar além da segunda articulação do seu dedo, amplie o guia até a parte de trás.

6. Continue soltando as mechas de 1,25 cm e cortando de acordo com o guia anterior. Certifique-se de que você consegue observar o guia por entre cada mecha. Corte exatamente sobre seu guia.

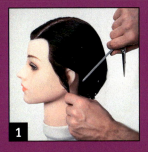
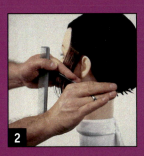
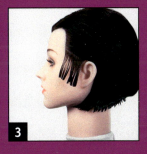
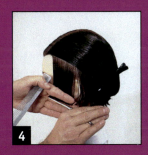
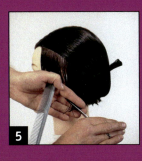
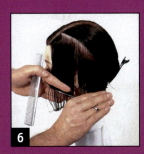

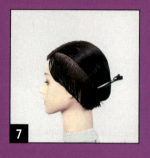
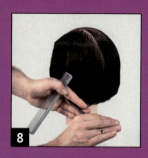
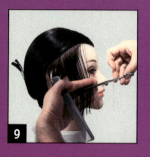
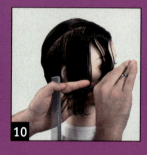
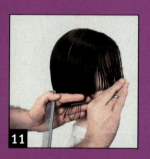
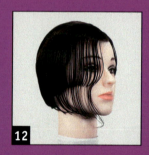
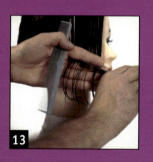
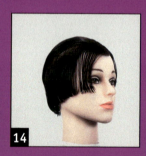
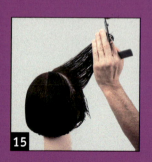
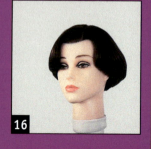

7. As mechas finalizadas devem formar uma linha diagonal perfeita desde a parte da frente até atrás.

8. Complete toda a lateral repartindo diagonalmente mechas de 1,25 cm e seguindo o guia. Mantenha a elevação baixa de um dedo. Penteie os comprimentos contra a pele e refine a linha do perímetro. Penteie a linha entre os dedos e repique para mesclar e refinar a área posterior.

9/10. Vá para o lado oposto. Estabeleça um guia conforme descrito no passo 3. Corte seções subsequentes como nos passos 5 a 8 até alcançar a área de retirada.

11. Separe partindo da linha de cabelo central frontal. Observe que a linha frontal do cabelo é deixada de lado. Corte da lateral até a nuca. A posição horizontal do dedo está alinhada com a ponta do nariz. Continue trabalhando para cima usando esse procedimento. Corte as laterais e depois a franja de acordo com o guia. Lembre-se de seguir a direção da caída natural do cabelo e a baixa elevação.

12. Penteie todo o cabelo da parte de cima da cabeça e a franja para baixo, na direção de sua caída natural. Aqui é possível observar o guia até a seção frontal final.

13. Corte a linha da franja para que se adapte às necessidades e desejos da cliente.

14. A lateral finalizada mostra que a parte frontal se estende na direção da ponta do nariz.

15. Se você desejar suavizar a linha de corte removendo o canto, trabalhe radialmente pela parte interna, trazendo mechas para cima e para fora e retirando o canto pesado. Você pode fazer esse corte reto, despontado ou enviesado.

16. A silhueta em diagonal graduada posterior flui em uma área posterior suavemente arredondada. O comprimento, depois de arredondado, cria um formato suave.

Cortes de cabelo

SECAGEM DA GRADUAÇÃO BAIXA

VISÃO GERAL

Este modelo começa com corte médio de graduação baixa que você completou na parte de corte do programa. O uso das mechas radiais da parte interna da cabeça faz que a secagem das formas graduadas seja rápida, fácil e eficiente. Você vai usar as escovas redonda e achatada para obter mais volume neste modelo.

APLICAÇÃO

Com suas clientes, estes passos técnicos seguem à consulta, lavagem e secagem com toalha ou secador.

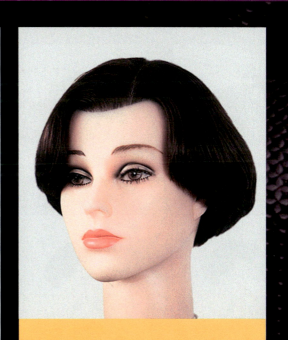

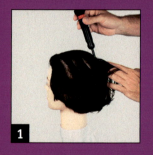
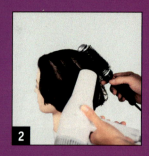
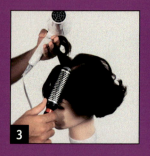
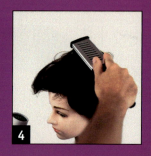
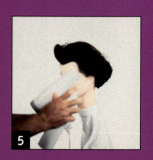
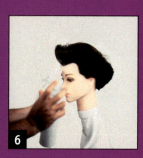

PROCEDIMENTO

1. Aplique um produto modelador de sua escolha e trabalhe com ele por todo o cabelo. Use uma escova redonda para separar o cabelo em mechas diagonais na parte interna.

2. Trabalhe ao redor da cabeça usando o secador e a escova redonda posicionada na diagonal.

3. Na parte de cima, direcione os comprimentos para a frente, depois enrole a base enquanto seca. Isso irá maximizar o volume por causa da base direcionada para cima. Continue com essa técnica em direção da área da linha frontal do cabelo. A seção da franja frontal é enrolada usando a mesma técnica para criar um efeito volumoso nessa área.

4. Use uma escova achatada para alisar o formato e escovar.

5. Use spray de cabelo e secador para finalizar. Aplique o spray em direção ascendente e nos comprimentos frontais da linha do cabelo, enquanto faz a secagem. Isso vai manter um melhor direcionamento, encorpar e levantar. Mais uma vez, escove com a escova larga achatada para soltar as linhas do modelo.

6. O modelo acabado é muito comercial e pode ser usado por muitas clientes. A técnica pode ser adaptada a uma variedade de outros cortes.

CRIE

Aplique esta técnica para comprimentos, cores e texturas diferentes e obtenha possibilidades quase infinitas.

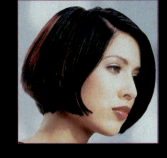
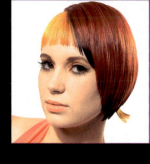
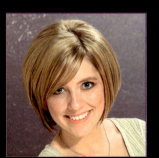
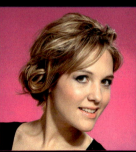

GRADUAÇÃO HORIZONTAL

VISÃO GERAL

Nesta silhueta, frente e laterais singularmente geométricas contrastam com a área da nuca altamente graduada. Essa nuca curta e contornada harmoniza-se lindamente com o corte de baixa graduação horizontalmente na frente do modelo.

APLICAÇÃO

Com suas clientes, estes passos técnicos seguem à consulta e lavagem.

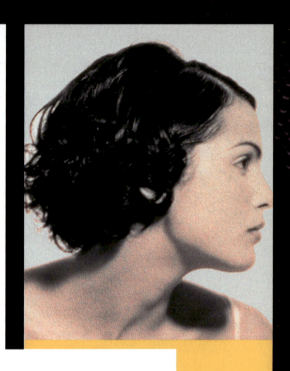

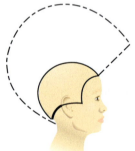

Este corte curto e preciso pode ser modelado longe do rosto para acentuar o fluxo da graduação. Trata-se de um modelo fácil de cuidar e de usar devido à precisão das linhas do formato graduado. As linhas horizontais nas laterais se movem diagonalmente na parte posterior graduada.

PROCEDIMENTO

1. Estabeleça uma repartição lateral, penteando o cabelo na direção de sua caída natural com a cabeça levantada. Certifique-se de que as pontas estão bem penteadas. Divida a parte de trás, desde a coroa até a nuca, em duas seções iguais. Depois de estabelecer uma repartição lateral, penteie o cabelo do lado esquerdo sobre a orelha. Separe diagonalmente uma mecha de 1,25 cm na frente da orelha, penteie na direção de sua caída natural e estabeleça o comprimento usando uma posição de corte horizontal e baixa elevação.

2. Solte a próxima mecha diagonal e corte-a conforme o guia horizontal, mantendo-a em baixa elevação.

3. Separe diagonalmente outra mecha de 1,25 cm desde a linha frontal do cabelo até a nuca, seguindo a linha do perímetro. Corte a lateral horizontalmente de acordo com o guia estabelecido usando baixa elevação. Continue a linha atrás da orelha na diagonal usando baixa elevação. O cabelo na parte de trás tem a direção de sua caída natural alterada para direção do guia diagonal criado atrás da orelha.

4. Corte toda a seção atrás da orelha até a nuca dessa maneira.

5. Solte a próxima mecha diagonal de 1,25 cm desde a linha frontal do cabelo até a nuca. Penteie o cabelo ordenadamente na direção de sua caída natural. Corte a lateral na horizontal usando baixa elevação. Você está começando a construir a graduação.

6. Faça um ângulo com os dedos para baixo em direção da nuca para juntar a parte de trás dessa seção ao guia diagonal posterior e continue cortando e usando uma elevação média com o guia progressivo.

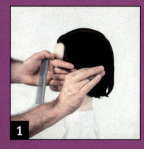 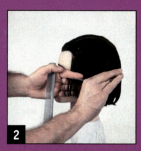
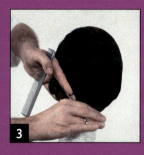 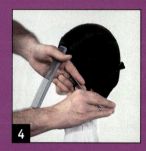
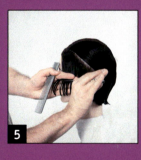 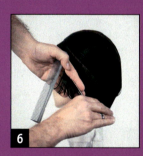

Cortes de cabelo femininos 39

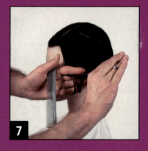
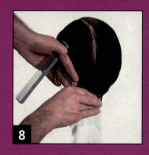

7. Complete toda a lateral cortando horizontalmente a seção na frente da orelha.

8. Use o guia progressivo com elevação média para continuar a cortar a seção posterior em linha diagonal.

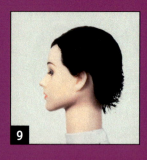
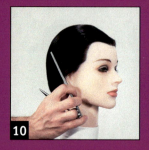

9. A lateral esquerda concluída mostra a graduação ativada.

10. Vá para o lado direito e penteie o cabelo na diagonal para trás.

11. Reparta diagonalmente uma mecha de 1,25 cm, penteie para baixo e corte horizontalmente, assim como você já fez antes, usando baixa elevação.

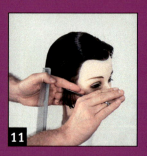
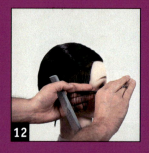

12. Solte uma segunda repartição na diagonal e corte-a da mesma maneira.

13. Faça uma repartição diagonal bem acima das mechas cortadas na horizontal até a nuca, seguindo a linha do cabelo.

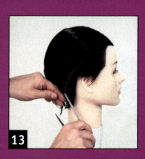
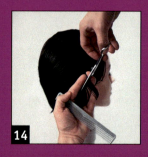

14. Corte a lateral. Depois, começando da parte de trás do guia horizontal, corte a mecha posterior ao longo de uma diagonal usando a posição de elevação baixa.

15. Volte para a parte da frente. Solte outra mecha diagonal de 1,25 cm. Corte a área lateral horizontalmente, deixando a parte da franja de fora.

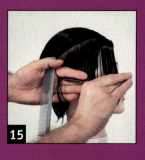
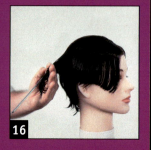

16. Siga essa seção até a área atrás da orelha usando um guia progressivo com elevação média.

40 Cortes de cabelo

17. Continue a graduar os comprimentos ao longo de uma linha diagonal até chegar à parte posterior central.

18. Direcione a parte frontal que você deixou de fora para o lado. Corte essa parte em um ângulo extremo na direção da linha do lábio.

19. Continue trabalhando até a parte de cima usando as técnicas esboçadas. Continue pela área de trás empregando posições consistentes de manuseio, corte e tesoura, conforme estabelecido. Verifique ambos os lados na parte posterior central penteando o cabelo para fora.

20. Como passo final, verifique a parte de cima horizontalmente pela parte posterior central.

21. O corte acabado é modelado em sua forma e direção natural de forma que destaque a frente do corte horizontal. Há uma assimetria delicada na área da moldura. O cabelo modelado separado do rosto acentua o efeito graduado. Uma leve graduação nas laterais flui em uma área posterior altamente graduada que contorna a curva da cabeça.

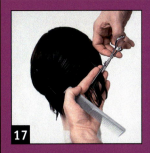
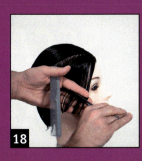
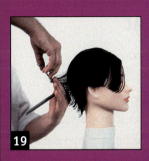
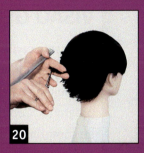
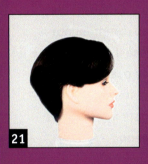

Siga sua felicidade.

Joseph Campbell

SECAGEM DA GRADUAÇÃO HORIZONTAL

VISÃO GERAL

Este estilo começa com o corte horizontal graduado curto que você concluiu na parte de corte deste programa. Como no estilo graduado de comprimento médio, a chave para encorpar e criar movimento é o uso da escova redonda e da técnica de secagem. Devido ao comprimento curto do cabelo, você usará um pente com dentes largos e os dedos para alongar o cabelo na frente; isso adiciona um contraste interessante ao afilamento posterior.

APLICAÇÃO

Com suas clientes, estes passos técnicos seguem à consulta, lavagem e secagem com toalha ou secador.

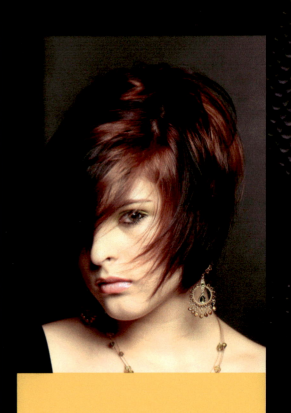

PROCEDIMENTO

1. Aplique um produto modelador de sua escolha.
2. Coloque o produto em todo o cabelo.
3. Comece a secar o cabelo pela área da nuca e use uma escova para direcionar e modelar.
4. Usando uma escova de metal redonda, enrole mechas de cabelo atrás da coroa e seque. Uma área de um diâmetro (do tamanho da escova) é enrolada para posicionar sobre a base e obter o volume perfeito.
5. Na área da coroa, mova para a frente uma mecha por vez, usando a técnica baseada no diâmetro. O cabelo é mantido a 45 graus do centro da base e enrolado.
6. Fixe com as presilhas longas o cabelo enrolado ao couro cabeludo.
7. Continue a secar as mechas enroladas trabalhando em direção da área frontal do cabelo. Prenda cada mecha quando terminar.
8. Remova os prendedores a começar do meio. Complete a parte lateral conectando os comprimentos do cabelo na lateral com a área da franja frontal. Aplique levemente o spray enquanto direciona o fluxo de ar.

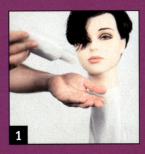
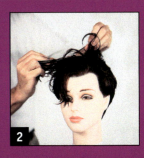
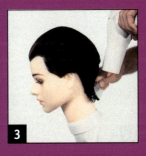
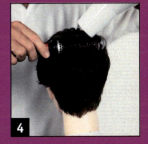
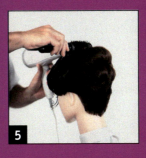
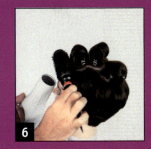
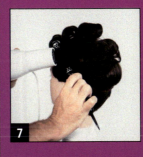
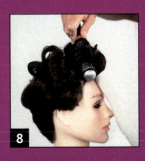

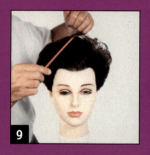
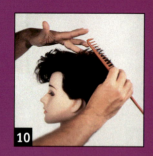
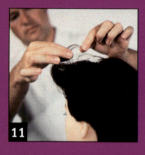
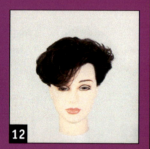

9/10. Penteie tudo com um pente para textura com a finalidade de mesclar e dar forma ao cabelo.

11. Use os dedos para arrumar e modelar as pontas. Continue a arrumar o cabelo nas linhas do modelo. Aplique levemente o spray.

12. O modelo finalizado apresenta uma elevação e movimento na coroa com uma leve franja.

CRIE

Aplique esta técnica para comprimentos, cores e texturas diferentes e obtenha possibilidades quase infinitas.

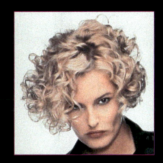
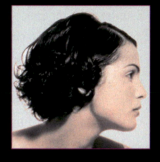
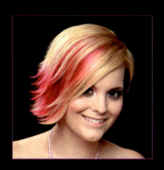
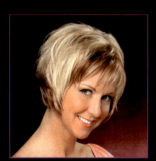

Cortes de cabelo femininos

FORMATO QUADRADO EM CAMADAS

VISÃO GERAL

Este formato dinâmico curto proporcionará à sua cliente uma silhueta que dá ênfase ao peso e comprimento para emoldurar o rosto e adicionar volume à parte posterior da cabeça. O formato é mais contornado ou tem mais camadas acima das orelhas e na parte de cima da cabeça. É um formato muito usado, com forma geométrica distinta que pode ser modelado de várias maneiras – ideal para a cliente que gosta de usar cabelo curto ou para a cliente que tenha um formato de cabeça não tão perfeito. Você irá rever esse corte diversas vezes.

Quando estiver fazendo esse corte em uma cliente, você cortará a moldura do perímetro ao longo das linhas desejadas em uma forma reta ou graduada.

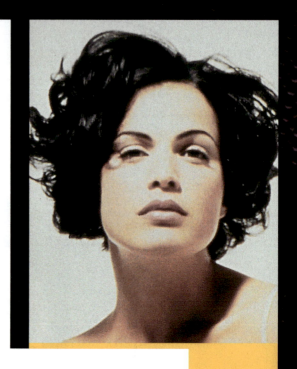

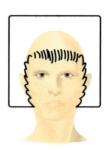

Este é o formato em camadas acabado. As áreas de peso neste corte de cabelo enfatizam uma dimensão única. Este corte de cabelo é adequado para uma grande quantidade de clientes.

APLICAÇÃO

Com suas clientes, estes passos técnicos seguem à consulta e lavagem.

PROCEDIMENTO

1. Primeiro, penteie o cabelo de acordo com a direção de sua caída natural. Estabeleça uma parte central.
2. Divida uma mecha vertical de 1,25 cm que comece da parte de trás da orelha para estabelecer um guia. Penteie o cabelo da lateral da cabeça até uma posição horizontal. Nesse corte, o guia terá aproximadamente 7,5 cm, a partir da área da orelha.
3. Corte essa mecha ao longo da linha vertical.
4. Traga a área frontal, em mechas de 1,25 cm, de volta ao guia.
5. Observe que, enquanto você estiver segurando o cabelo na lateral, a posição de corte será vertical. Observe que a posição da tesoura também será vertical.
6. Traga mechas para a frente até esse guia e corte usando mechas de 1,25 cm. Trabalhe sempre a parte posterior central com mechas que saem da coroa.

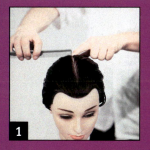
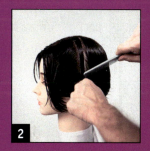
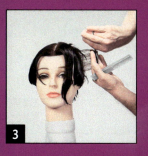
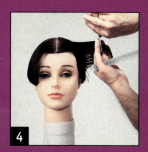
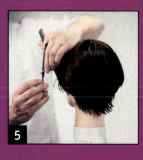
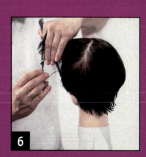

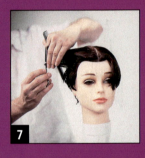
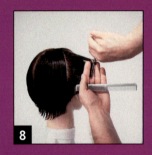
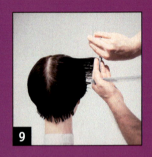
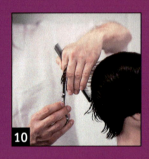
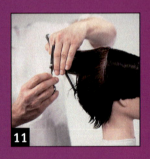
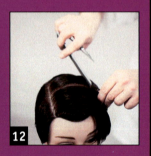
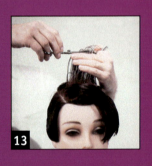
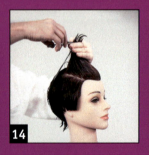
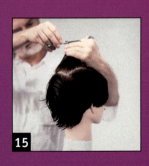
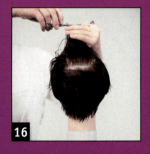

7. Repita o procedimento esboçado na lateral trazendo mechas de 1,25 cm do topo e das laterais para trás até o guia na orelha e depois corte.

8. Pegue uma mecha vertical de 1,25 cm diretamente de trás da orelha e corte até o guia.

9. Usando partes essenciais, traga mechas de trás para a frente, na direção do guia lateral, e corte. Trabalhe toda a parte posterior central.

10. Na preparação para o corte da parte posterior, pegue uma mecha vertical de 1,25 cm começando do centro da parte posterior. Segure-a do lado oposto da curva da cabeça e corte-a verticalmente.

11. Traga o cabelo de ambos os lados de volta ao guia estável e corte. Novamente, use mechas de 1,25 cm e direcione o cabelo de volta ao guia até ficar sem comprimento na direção das orelhas.

12. Estabeleça um guia para cortar a parte superior frontal e as áreas da coroa. Divida uma mecha horizontal no topo da cabeça, posicionada acima do topo das orelhas.

13. Penteie e segure essa mecha reta; depois, corte-a horizontalmente para estabelecer seu guia de comprimento.

14. Traga todo o cabelo da frente dessa mecha de volta ao guia e corte.

15. Divida acima do topo da orelha como se fosse um guia para começar a dividir a área da coroa e da cabeça. Traga as mechas da coroa para a frente até o guia e corte-as.

16. Use mechas de 1,25 cm para controlar e cortar até que você não tenha mais comprimento para atingir o guia.

17. Divida a franja para cortar o perímetro frontal na forma desejada.

18. Use a técnica do repicado para criar uma extremidade suave.

19. A técnica de camadas usada neste corte de cabelo cria cantos pesados.

20. Esses cantos pesados podem ser suavizados segurando o cabelo em direção reta a partir da curva da cabeça e repicando o comprimento para difundir a borda.

21. Use a técnica do repicado nos cantos pesados em toda a cabeça.

22. Use a técnica do repicado na frente e em cima da orelha, segurando o cabelo com o pente.

23. Para concluir o corte, refine as bordas laterais. Tente obter um efeito suave e delicado usando variações na técnica de repicado.

24. O modelo acabado apresenta movimento dinâmico e textura com formato que permite criar volume e dimensão com facilidade.

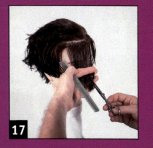
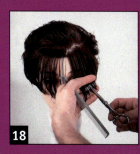
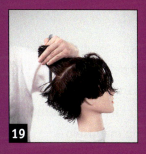
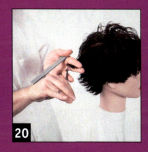
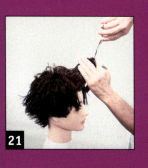
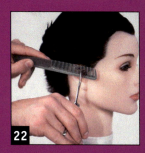
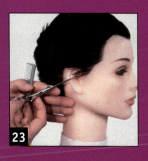
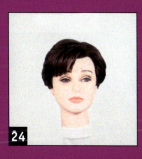

Cortes de cabelo femininos

SECAGEM DO FORMATO QUADRADO EM CAMADAS

VISÃO GERAL

A modelagem de formatos mais curtos é geralmente ditada pela maneira como o cabelo foi cortado. Clientes escolhem formatos mais curtos porque querem facilidade no manuseio – então o acabamento deve ser de fácil manutenção também.

APLICAÇÃO

Com suas clientes, estes passos técnicos seguem à consulta, lavagem e secagem com toalha ou secador.

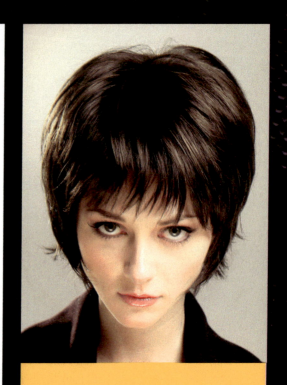

PROCEDIMENTO

1. Distribua o cabelo nas linhas de modelagem. Depois, aplique um produto modelador de sua escolha. Aqui, um gel líquido é usado para um controle suave.

2. Espalhe o produto por todo o cabelo. Uma espuma é aplicada na área da coroa para dar mais volume.

3. Comece a secar a área frontal. Direcione os comprimentos e o fluxo de ar para o movimento desejado. O fluxo de ar é direcionado ao longo da superfície do topo. Uma escova vazada facilita o fluxo de ar.

4. Trabalhe ao redor da nuca. Novamente os comprimentos são contornados.

5. Mude para uma escova redonda e comece a trabalhar a área da coroa. O objetivo é maximizar o volume nessa área.

6. Continue na mecha lateral de qualquer um dos lados, juntamente com o direcionamento na coroa.

7. Penteie o cabelo com um pente para textura com dentes largos.

8. Modele as extremidades dos cabelos com os dedos usando uma pequena quantidade de spray ou pomada nas pontas dos dedos.

9. Aplique spray para finalizar. Levante para obter volume na coroa – harmonize o formato enquanto aplica o spray.

10. Use sua criatividade artística para finalizar esse modelo. Movimento direcional, volume e textura aprimorada são as características desse modelo terminado.

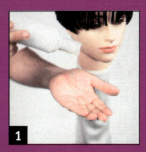 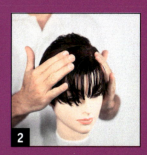
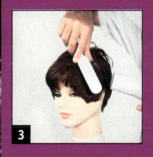 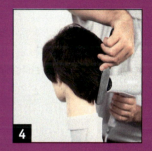
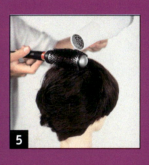 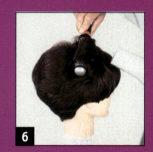
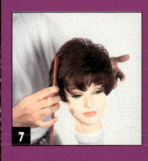 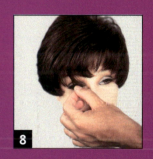
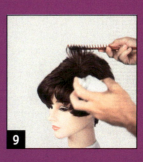 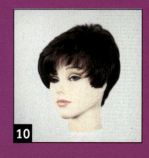

Cortes de cabelo femininos

CRIE

Aplique esta técnica para comprimentos, cores e texturas diferentes e obtenha possibilidades quase infinitas.

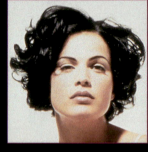
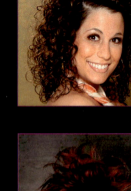
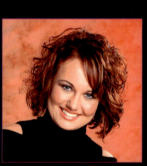
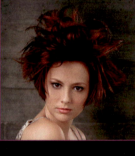
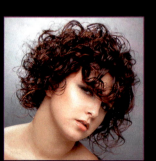
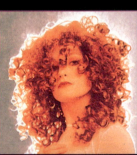

CAMADAS NO PERÍMETRO

VISÃO GERAL

Formatos longos e em camadas são modelos frequentemente pedidos nos salões. Eles são altamente comerciais e podem ser modelados de várias maneiras. Camadas suaves e que emolduram o rosto complementam a retidão longa e horizontal do restante do corte.

Para começar, você aprenderá uma abordagem básica para esse corte. Conforme seu progresso, você começará a introduzir algumas das muitas variações desta silhueta em seu trabalho.

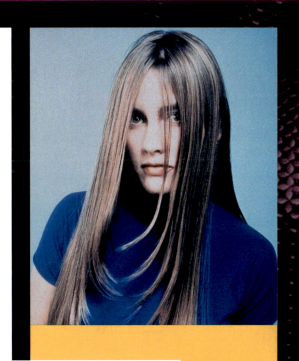

APLICAÇÃO

Com suas clientes, estes passos técnicos seguem à consulta e lavagem.

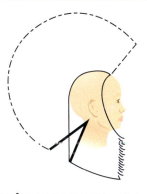

Este formato apresenta uma linha de perímetro de corte horizontal combinada com camadas longas e suaves que vão desde a linha do queixo até o comprimento reto.

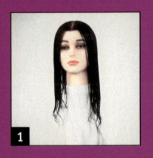
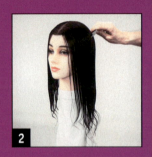
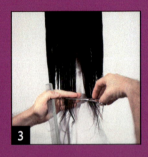
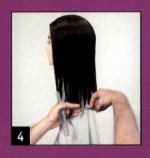
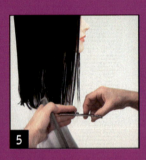
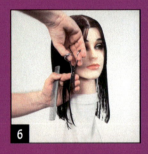
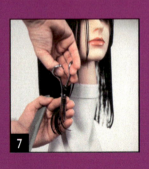
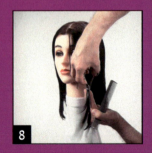

PROCEDIMENTO

1. Penteie delicadamente o cabelo para remover quaisquer embaraçamentos. Crie uma parte central.

2. Certifique-se de que o cabelo está distribuído uniformemente em toda a cabeça na direção de sua caída natural.

3. Comece a tirar o excesso de comprimento na parte posterior, partindo da lateral posterior esquerda. Use uma posição de corte horizontal; segure todo o cabelo entre os dedos e corte-o. Você também pode segurar o cabelo com o pente e cortar usando apenas o controle dele.

4. Corte na direção da lateral usando a posição de corte horizontal com a palma da mão para baixo. Conclua esse lado.

5. Continue cortando horizontalmente em direção da parte frontal direita, seguindo o mesmo procedimento. Certifique-se de manter a posição de caída natural do cabelo enquanto estiver cortando. Observe a posição da tesoura.

6. Divida uma mecha que vai do centro da parte frontal até a área das costeletas. Prenda os comprimentos restantes. Segure essa mecha do cabelo para baixo entre o indicador e o dedo médio da mão na linha da mandíbula. Alinhe os dedos diagonalmente, com as pontas dos dedos apontando para o queixo.

7. Com uma mão segure a tesoura contra a outra que segura o cabelo e comece a deslizar as mãos em harmonia conforme se abrem e se fecham as lâminas ao longo do cabelo para tirar o comprimento. Continue movendo calmamente para baixo, certificando-se de manter a caída natural. Pare ao atingir a linha do comprimento inferior, quando ficar sem cabelo.

8. Corte a lateral oposta da mesma maneira e faça camadas no cabelo, deslizando a tesoura em todo o perímetro frontal enquanto as lâminas se abrem e se fecham. Observe as posições de manuseio e corte da tesoura sendo usadas.

9. Verifique se há uniformidade nos dois lados, começando com uma mecha pequena horizontal na porção frontal, penteando-a, e certificando-se de que os dois lados encontram-se no mesmo ponto e se mesclam.

10. Opção: para criar uma falha, um efeito mais texturizado, pegue as mesmas mechas e eleve o cabelo para a frente. Corte o cabelo diagonalmente, deslize cortando como antes. Mais camadas aparecerão.

11. Este modelo é altamente desejado por muitas clientes. As variações possíveis com a técnica de deslizamento no corte permitem a criação de muitos efeitos.

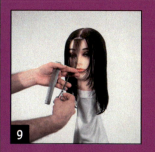
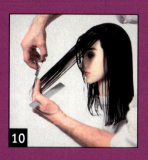
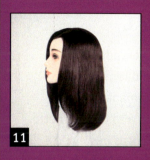

O sucesso é uma jornada, não um destino. A realização é geralmente mais importante que o resultado.

Arthur Ashe

CRIE

Aplique esta técnica para comprimentos, cores e texturas diferentes e obtenha possibilidades quase infinitas.

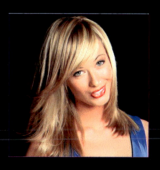
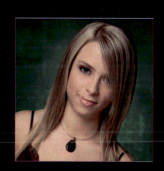
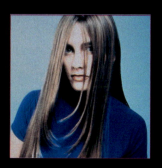
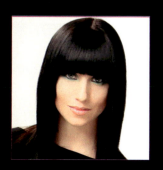

Cortes de cabelo femininos

CAMADAS LEVES

VISÃO GERAL

Este modelo é um verdadeiro clássico, e ao mesmo tempo muito contemporâneo! Camadas internas fluem sobre o corte reto do perímetro. As camadas mais longas neste corte são planejadas antecipadamente de acordo com o guia inicial que você criou ao redor da linha frontal do cabelo; você vai trazer todas as camadas internas para esse comprimento. O uso desse guia estável vai gerar camadas mais curtas ao redor da linha frontal do cabelo, aumentando para camadas mais longas na coroa e na parte de trás da cabeça.

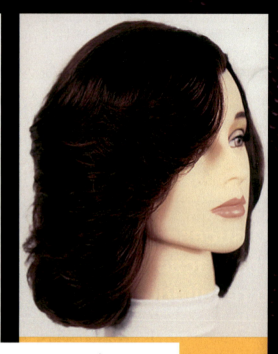

APLICAÇÃO

Com suas clientes, estes passos técnicos seguem à consulta e lavagem.

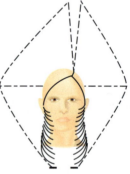

Este corte de cabelo apresenta camadas longas e leves que fluem sobre o corte reto do perímetro. Mais camadas emolduram a área frontal e vão em direção à parte posterior central da cabeça.

PROCEDIMENTO

1. Penteie o cabelo na direção de sua caída natural e estabeleça uma parte lateral do lado esquerdo. Crie um corte reto seguindo os passos para corte horizontal.

2. Localize a área natural da franja separando uma seção triangular desde a parte lateral até a área de retirada, no canto externo do olho. Reserve uma mecha horizontal de 1,25 cm da parte frontal e prenda o restante da seção. Use um ponto de referência no rosto, como o lábio, para onde você vai começar a cortar diagonalmente.

3. Leve o cabelo na direção de sua caída natural e posicione os dedos na diagonal; posicione a tesoura seguindo a mesma linha diagonal formada pelos dedos. Comece a cortar próximo do lábio e siga o ângulo formado pelos dedos. Corte toda a seção da franja de acordo com esse guia.

4. Repita esse procedimento no lado oposto. Pegue o cabelo da área de retirada do lado direito. Corte diagonalmente seguindo a linha do lábio, como você já fez anteriormente.

5. Separe uma mecha retangular na parte interna da cabeça.

6. Comece na área da linha frontal do cabelo pegando uma divisão horizontal da frente da seção.

7. Segure essa seção reta do topo da cabeça e comece a cortar na diagonal cerca de 15 centímetros do couro cabeludo. Esse será seu guia estável.

8. Segure o guia estável reto desde o topo da cabeça e traga as divisões até ele enquanto corta em um ângulo levemente levantado desde a parte exterior da lateral. Essa técnica criará um aumento de volume e movimento.

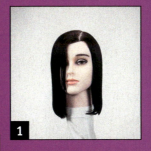
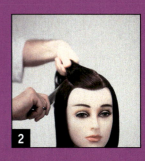
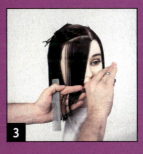
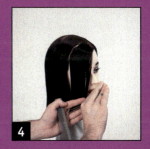
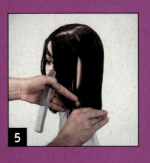
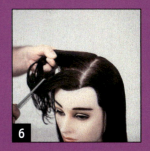
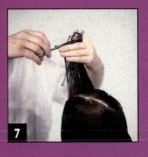
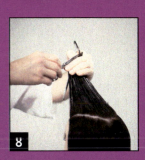

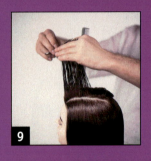
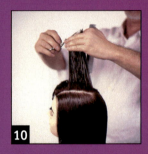
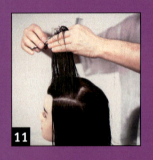
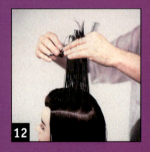
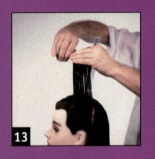
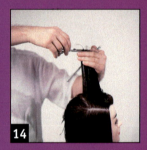
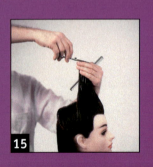
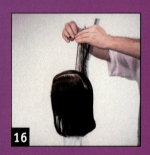
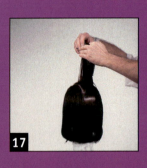
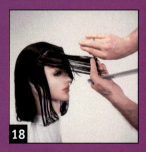

9. Faça uma verificação dos comprimentos internos pegando uma divisão vertical da frente até a coroa. Observe como o ângulo vai do mais curto na frente...

10. ... até o mais longo na área da coroa. Direcione os comprimentos retos para cima e verifique a linha.

11. Use a mecha mais curta como guia para cortar as laterais. Reparta verticalmente na lateral. Usando uma mecha de cabelo do topo da cabeça como guia, conduza as seções retas para cima, distribuindo o cabelo ordenadamente conforme o guia estável, depois corte esse guia ao longo da linha diagonal criada.

12. Voltando, traga comprimentos para cima até o guia estável para corte. Observe como os dedos da mão que segura o cabelo formam um ângulo diagonalmente ascendente de frente para trás.

13. Continue fazendo camadas em uma lateral até ficar sem cabelo. Será aqui que os comprimentos vão se encontrar começando do corte reto horizontal.

14. Vá para o lado oposto e comece a trazer mechas ao guia estável e cortá-las diagonalmente.

15. Continue fazendo camadas nesse lado até completá-lo.

16. Junte os comprimentos da coroa na área do topo da cabeça. Use divisões centrais para trabalhar na área posterior da coroa. Direcione os comprimentos para o topo da cabeça e comece a cortar diagonalmente usando um comprimento/guia predeterminado a partir do topo.

17. Continue com esse procedimento por toda a coroa até completar as camadas.

18. Ao finalizar as camadas, verifique o resultado do corte. Finalize-o verificando a linha que emoldura o rosto. Direcione os comprimentos para a frente e posicione os dedos na parte externa do comprimento da franja cortado anteriormente para refinar a linha.

19. Repita o procedimento no outro lado.

20. A silhueta acabada exibe as camadas longas que foram criadas. Essas camadas permitirão movimento, darão textura à superfície e dimensão, que será alcançada no modelo finalizado. O corte é muito versátil e pode ser modelado de várias maneiras, seja de trás para a direção do rosto ou para a frente sobre o rosto.

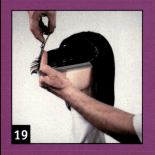
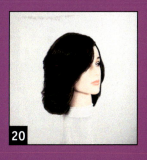

Se você pode imaginar, poderá conseguir.
Se você pode sonhar, poderá se tornar.

William Arthur Ward

CRIE

Aplique esta técnica para comprimentos, cores e texturas diferentes e obtenha possibilidades quase infinitas.

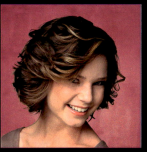
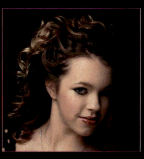
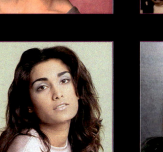
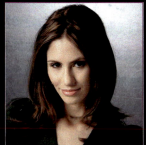
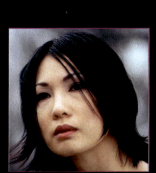

CAMADAS PESADAS

VISÃO GERAL

O efeito em camadas ou amplamente texturizado deste modelo resulta da técnica de corte usada em toda a parte interna do cabelo. Pode ser usado reto ou em um visual cheio e volumoso; pode ser modelado para a frente ou para trás, proporcionando à cliente grande versatilidade.

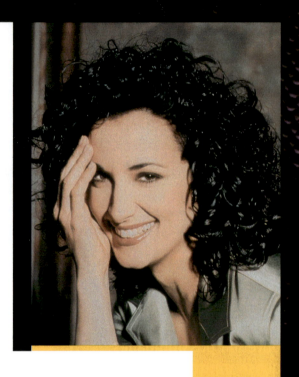

APLICAÇÃO

Com suas clientes, estes passos técnicos seguem à consulta e lavagem.

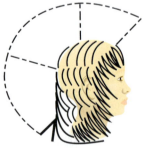

Neste modelo com camadas pesadas, os comprimentos avançam de camadas curtas pela parte interna do cabelo a camadas longas na parte externa. As camadas dão volume texturizado.

PROCEDIMENTO

1. Em primeiro lugar, você pode precisar estabelecer o comprimento e o formato do perímetro na cliente. Crie um estilo reto em diagonal para trás desde a parte central. Crie uma parte central e pegue uma mecha de 1,25 cm ao longo do topo da linha frontal do cabelo.

2. Penteie e segure o cabelo para baixo sobre o rosto em baixa elevação. Use um ponto de referência no rosto, como o lábio, para estabelecer o comprimento, cortando na horizontal.

3. Separe toda a área lateral da linha do cabelo. Direcione e segure o cabelo com os dedos posicionados diagonalmente. Corte os comprimentos laterais para mesclar a franja com o comprimento externo. Repita o procedimento do outro lado cortando diagonalmente.

4. Separe uma mecha retangular no topo da cabeça desde a linha frontal do cabelo até a coroa.

5. Separe uma mecha horizontal na linha frontal do cabelo. Segure o guia frontal previamente estabelecido reto e para cima no topo da cabeça.

6. Corte horizontalmente essa mecha de cabelos.

7. Use essa mecha como guia progressivo. Pegue uma pequena porção dessa mecha, juntamente com cada mecha recém-dividida, e corte horizontalmente indo em direção da coroa. Continue a usar a mesma posição de manuseio (reto e para cima desde o topo da cabeça) e posição de corte horizontal.

8. Faça uma verificação do seu trabalho nessa área do topo da cabeça pegando mechas verticais e segurando-as para cima, no topo da cabeça. Elimine qualquer imperfeição.

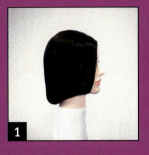
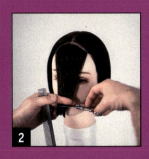
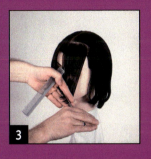
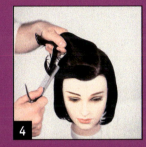
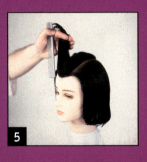
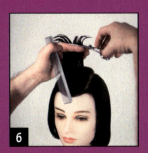
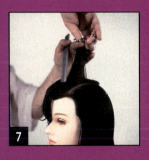
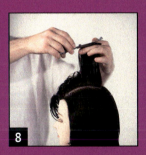

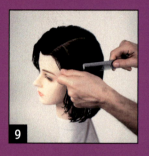
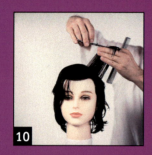
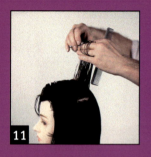
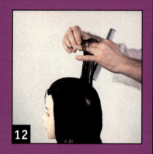
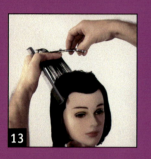
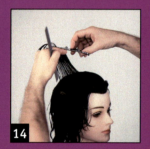
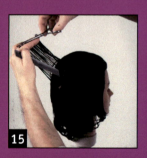
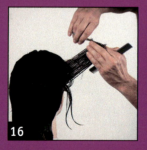

9. Divida a área da crista. Separe uma mecha vertical na linha frontal do cabelo. Direcione essa mecha para cima e para fora da área da crista.

10. Comece a cortar o cabelo com os dedos na posição indicada. Isso vai unir o comprimento a partir do topo da cabeça.

11. Use a primeira mecha como guia progressivo para cortar as mechas posteriores. Faça um ângulo com os dedos em diagonal e continue a cortar.

12. Pegue divisões centrais da coroa enquanto se move da lateral para a parte posterior central, cortando conforme o guia estabelecido.

13/14. Repita os passos do lado direito começando com o estabelecimento do guia progressivo.

15. Trabalhe ao contrário e use divisões centrais enquanto se move ao redor da coroa. Continue até alcançar a parte posterior central.

16. Nesta técnica, você está cortando em direção ao perímetro. Continue com ela até a parte posterior central como uma medida de controle para juntar todos os comprimentos da parte externa.

SECAGEM DAS CAMADAS PESADAS

VISÃO GERAL

Esta técnica de secagem de cabelos texturizados ou encaracolados vai distorcer o cacho o menos possível e proporcionar ao cabelo um aspecto limpo e saudável, sem frizz. Você vai usar uma escova vazada e um secador, que lhe permitirão levantar o cabelo em uma secagem rápida e separação natural.

APLICAÇÃO

Com suas clientes, estes passos técnicos seguem à consulta, lavagem e secagem com toalha ou secador.

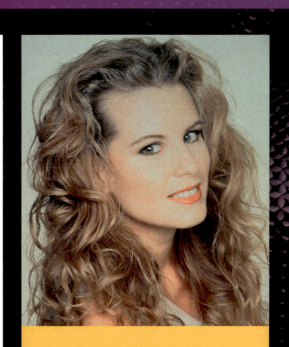

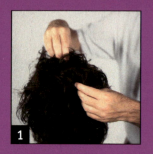
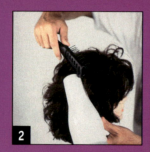
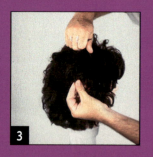
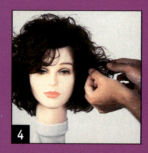
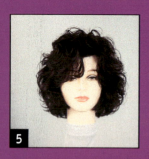

PROCEDIMENTO

1. Seque completamente o cabelo com uma toalha. Aplique um produto modelador de sua escolha e trabalhe por todo o cabelo.

2. Use uma escova vazada para proporcionar um fluxo de ar completo e eficiente pelo cabelo ao mesmo tempo que cria volume.

3. Faça movimentos leves e suaves com os dedos para separar o cabelo.

4. Finalize o penteado separando o cabelo texturizado com a ponta dos dedos.

5. O modelo acabado exibe movimento e volume texturizado aprimorado.

CRIE

Aplique esta técnica para comprimentos, cores e texturas diferentes e obtenha possibilidades quase infinitas.

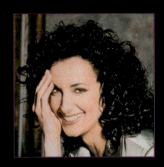
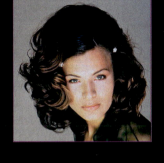
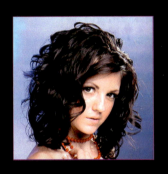
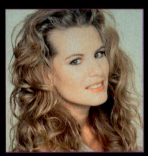
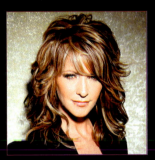
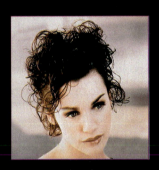

Cortes de cabelo femininos 65

CAMADAS PESADAS NO CABELO ALISADO

VISÃO GERAL

A cliente que preferir usar seu cabelo cacheado de maneira lisa e reta tem duas escolhas: relaxar o cabelo quimicamente ou alisá-lo. Se a cliente preferir a alternativa de alisamento sem química, você deverá primeiro alisar o cabelo com a chapinha e depois cortá-lo a seco. Isso vai garantir a criação de um formato mais preciso e exato.

As técnicas de alisamento de cabelo vêm e vão com o passar dos anos, mas a aplicação de calor para secar o cabelo cacheado juntamente com a chapinha é um método que permanece. O alisamento do cabelo por pressão (chapinha) sempre será uma técnica popular, e é importante conhecer o método apropriado para corte de cabelos alisados.

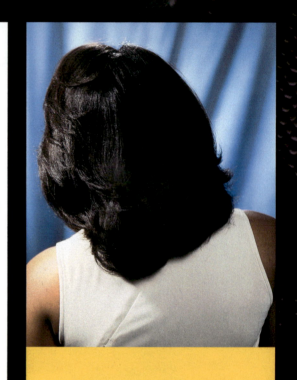

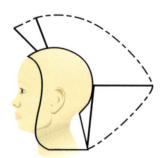

Camadas pesadas fluem da parte interna e ao longo da moldura do perímetro que foi cortado de maneira reta.

Enquanto muitos cortes são feitos no cabelo úmido, o cabelo alisado ou modelado por chapinha será cortado a seco. O método a seco não apenas mantém o alisamento adquirido com a chapinha como também permite maior precisão na criação da forma, uma vez que você pode prever perfeitamente onde o cabelo vai cair no modelo finalizado. Seja alisado por secagem, seja seco naturalmente, um modelo preciso fica garantido.

APLICAÇÃO

Antes de começar este serviço, seque o cabelo e alise com uma chapinha. Depois de fazer o corte, faça cachos no cabelo para acrescentar movimento e corpo.

PROCEDIMENTO

1. Divida o cabelo em quatro partes: área da coroa, lado direito, lado esquerdo e parte posterior. Começando da parte posterior central, segure o cabelo para baixo e corte uma linha horizontal usando baixa elevação (um dedo). Trabalhe em direção do lado esquerdo.

2. Solte o cabelo na área da coroa. Observe que as camadas cortadas anteriormente não alcançam o perímetro reto. Esses comprimentos serão cortados durante o processo de camadas. Vá para o lado direito da parte posterior, penteie o cabelo para baixo e corte.

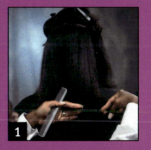
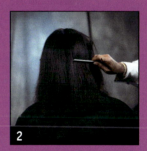

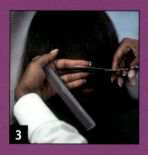 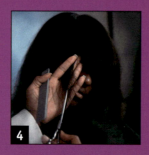
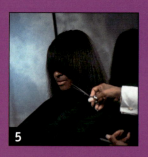 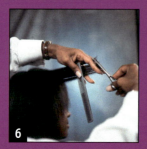
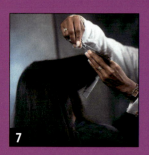 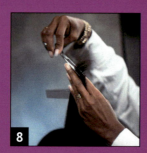
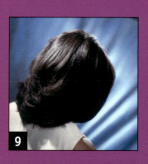

3. Penteie a franja para a frente e, usando a ponta do nariz como guia, corte reto de modo transversal e adjacente ao canto externo do olho. Repita o corte na outra metade da franja.

4. Vá para o lado da cabeça. Penteie as seções lateral e superior levemente para a frente e, usando a área frontal da franja como guia, corte a lateral em diagonal a partir do nariz para baixo, juntando-a com a área da franja, que emoldura o rosto.

5. Vá para o outro lado e continue emoldurando o rosto, juntando o cabelo em diagonal com a área da franja.

6. Vá para a parte de cima. Faça divisões de forma que elas circundem a coroa. Reparta uma seção em forma de torta desde a coroa central superior até a linha frontal do cabelo. Segure reto o cabelo da frente da cabeça e comece a cortá-lo ao longo dos dedos para criar um aumento no comprimento.

7. Trabalhe ao redor da cabeça e continue a repartir as mechas que saem da coroa, segurando-as em posição reta a partir da lateral da cabeça e cortando conforme o guia progressivo que você criou.

8. Trabalhe ao redor da coroa da cabeça. Mantenha o cabelo reto a partir da curva da cabeça e comece a cortar.

9. O corte foi cacheado para completar o modelo. O modelo completo apresenta um movimento fluido e emoldura o rosto com uma franja suave.

ALISAMENTO E CACHEAMENTO EM CAMADAS PESADAS

VISÃO GERAL

O alisamento e o cacheamento são técnicas térmicas temporárias usadas para cabelos muito encaracolados; o cabelo voltará ao seu estado natural quando lavado. Ele pode ser afetado pela transpiração, umidade ou outros elementos. Nenhum elemento químico é utilizado nesse serviço – algumas clientes não querem usar produtos químicos nos cabelos. Se elas estão tomando medicamentos, estão grávidas ou têm couro cabeludo extremamente seco, vão querer alisar e cachear, pois não há utilização de produtos químicos.

APLICAÇÃO

Com suas clientes, estes passos técnicos seguem à consulta, lavagem e secagem com toalha ou secador.

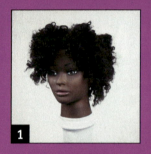 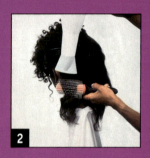
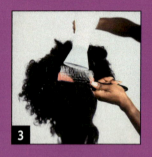 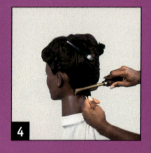
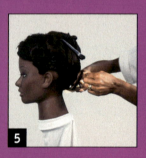 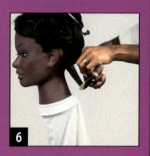
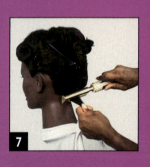 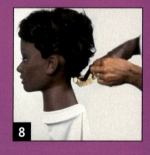
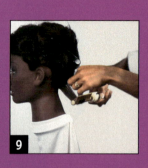 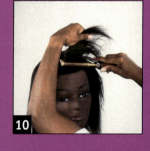

PROCEDIMENTO

1. Ao trabalhar em um manequim, não se recomenda lavar o cabelo antes de alisá-lo e encacheá-lo. O trabalho com cabelos secos lhe permite mais maleabilidade.

2. Divida a cabeça em quatro quadrantes. Trabalhe toda a primeira seção do cabelo usando um secador com bico e uma escova de borracha dura para aquecer e alisar o cabelo. Trabalhe mecha por mecha, depois estique a superfície do topo.

3. Continue utilizando essa técnica em todas as seções da cabeça para prepará-la para a chapinha.

4. Divida o cabelo em quatro quadrantes novamente. Divida cada seção em mechas horizontais de 3,75 cm. Tanto o pente elétrico de pressão como o pente térmico devem ser testados antes de serem utilizados nos cabelos. Segurando o cabelo firmemente em uma das mãos e o pente de pressão na outra, direcione os dentes do pente no cabelo o mais próximo possível do couro cabeludo. Penteie para fora até as pontas. Gire o pente de pressão para pressionar a mecha.

5. Pressione o pente no cabelo girando-o para conduzir o cabo contra os comprimentos. Os dentes apenas guiam o cabelo; o cabo faz o alisamento. Ao terminar cada giro, os dentes do pente devem apontar na sua direção.

6. Segure o cabelo enquanto desce o eixo até pressionar a ponta do cabelo. Mantenha o cabelo tensionado para facilitar o alisamento.

7. Você poderia usar a mesma técnica com uma chapinha fina.

8. Observe como a chapinha é girada enquanto o comprimento do cabelo é trabalhado.

9. Como a técnica de alisamento com a chapinha, você terá de passá-la pelo cabelo duas ou três vezes mais.

10. Quando você terminar a parte de dentro, pressione o cabelo ao longo do perímetro. Segure o cabelo aplicando uma leve porém firme pressão à medida que puxa o pente pelo cabelo.

Cortes de cabelo

11. Não é necessário repartir o cabelo quando for alisá-lo ao longo do perímetro.

12. Segure firmemente o cabelo e continue a pressionar a linha do cabelo do perímetro externo.

13. Divida o cabelo em quatro seções começando da nuca. Teste o calor da escova modeladora colocando-a sobre uma toalha de papel. Pegue uma das mechas de 3,75 cm e teste sua chapinha colocando-a na parte de cima da seção. Deslize a escova modeladora pelo cabelo enquanto o segura firmemente – isso se chama modelar o cabelo. Lembre-se sempre de deixar a escova modeladora levemente aberta até chegar à ponta do cabelo.

14. Segure o cabelo e abra levemente a escova modeladora. Deslize-a pelo cabelo com firmeza.

15. Quando chegar às pontas do cabelo, feche a escova modeladora e trabalhe as pontas no meio do cacho.

16. É necessário colocar um pente de borracha embaixo da escova modeladora se você for enrolar até o couro cabeludo.

17. Segure a escova modeladora no cabelo até que você não veja mais a ponta do cabelo. Deslize a escova modeladora formando um cacho.

18. Deslize a escova modeladora até alcançar a ponta do cabelo.

19. Use um pente de borracha para proteger o couro cabeludo.

20. Coloque um pente de modelagem entre o couro cabeludo e a escova modeladora para proteger a raiz do cabelo. Trabalhe em direção ascendente até a coroa.

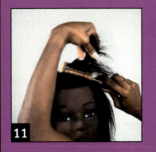
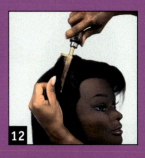
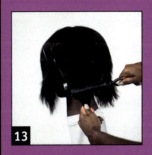
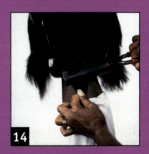
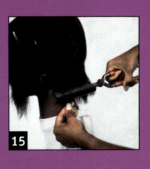
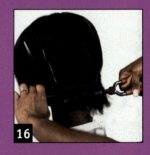
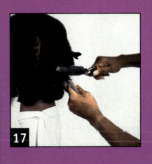
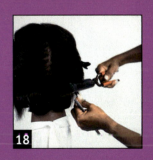
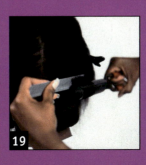
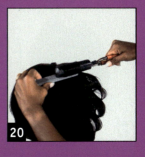

Cortes de cabelo femininos

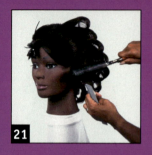
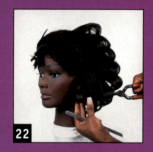
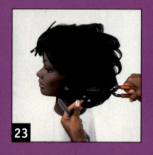
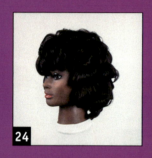
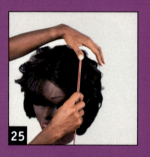
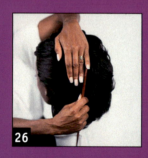
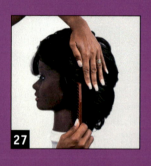
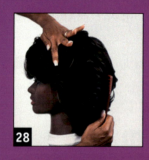
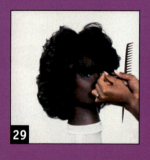
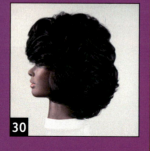

21. Vá para o lado e continue cacheando o cabelo.
22. Quando não estiver enrolando a escova modeladora na direção do couro cabeludo, certifique-se de direcioná-la com a mão para longe do couro cabeludo da cliente. Coloque os dedos entre o rosto da cliente e a escova modeladora.
23. Complete a técnica de cacheamento passando a mecha do cabelo para a parte de dentro.
24. O processo de alisamento e cacheamento está completo e pronto para ser modelado. Observe as linhas suaves dos cachos.
25. Usando um pente de modelagem com dentes largos, penteie o cabelo em direção da parte posterior da cabeça.
26. À medida que o pente se movimenta em direção à parte posterior central da cabeça, passe sua mão sobre o cabelo na mesma direção.
27. Quando você chegar à parte posterior central da cabeça, pare e, aplicando pressão, empurre o cabelo para a frente.
28. Empurrar o cabelo para a frente produzirá um visual em camadas.
29. Repita o procedimento do outro lado puxando partes do cabelo para emoldurar suavemente o rosto. Delineie a superfície dando o movimento texturizado desejado.
30. Essa modelagem cria um formato suavizado com movimento e dimensão texturizada e direcional.

Cultive suas visões e seus sonhos, pois eles são os filhos da sua alma; os projetos de suas realizações finais.

Napoleon Hill

CRIE

Aplique esta técnica para comprimentos, cores e texturas diferentes e obtenha possibilidades quase infinitas.

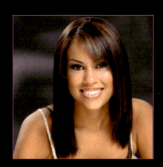

Cortes de cabelo femininos

CAMADAS CHEIAS

VISÃO GERAL

Neste modelo, todo o corte é feito progressivamente em camadas – comprimentos mais curtos na parte interna em direção de comprimentos mais longos ao redor do perímetro. Essa silhueta é chamada de desconectada, e é simplesmente definida como uma cabeça repleta de camadas cheias com comprimentos mais longos ao redor do perímetro.

APLICAÇÃO

Com suas clientes, estes passos técnicos seguem à consulta e lavagem.

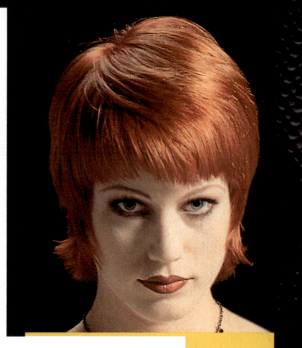

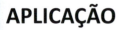

Temos aqui um modelo completamente em camadas. Os comprimentos vão de camadas curtas na parte interna a longas na parte externa.

PROCEDIMENTO

1. Penteie o cabelo na direção de sua caída natural. Reparta uma seção retangular desde a linha frontal do cabelo até a coroa, e para cima a partir do centro do olho, em qualquer um dos lados.

2. Separe uma mecha de 1,25 cm na frente da seção na linha do cabelo. Penteie e mantenha em uma baixa elevação cortando horizontalmente até a ponta do nariz.

3. Mantendo o cabelo na direção de sua caída natural, junte e misture esse comprimento de franja diagonalmente pelas laterais.

4. Solte mechas horizontais pela parte interna. Use a mecha inicialmente cortada para estabelecer o guia progressivo. Cada mecha é mantida reta longe da curva da cabeça e cortada horizontalmente.

5. Trabalhe até a coroa pegando uma porção da seção cortada anteriormente e usando-a como guia progressivo. Penteie e distribua o cabelo ordenadamente a partir da cabeça e corte-o na horizontal.

6. Ao completar a parte de cima, separe as seções verticais na área da crista para fazer as camadas. Direcione os comprimentos para cima e para fora da cabeça e comece a cortar em direção do perímetro usando um guia progressivo.

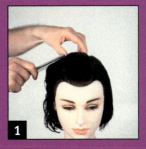
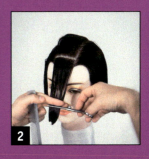
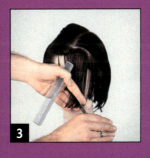
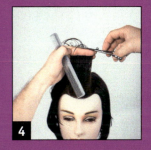
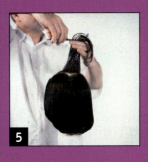
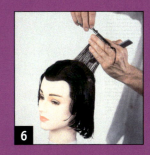

Cortes de cabelo femininos

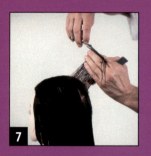
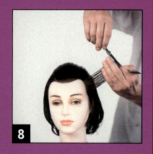
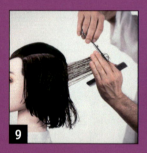
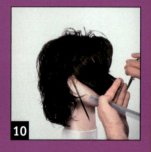
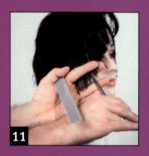
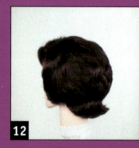

7. Mantenha essa posição de manuseio e corte até a parte posterior central. As divisões irradiam ao redor da área da coroa.

8. Vá para o próximo quadro. Disponha o cabelo verticalmente mantendo-o reto e comece a cortá-lo para juntar com a moldura do perímetro.

9. Usando essa seção como guia progressivo, trabalhe em direção da parte posterior central, cortando os painéis laterais. Esses painéis devem ter cerca de 5 cm de largura. Verifique os comprimentos na nuca com as seções verticais. Faça uma verificação do seu trabalho puxando mechas na horizontal. Trabalhe todo o corte dessa maneira.

10. Para completar o corte, verifique e refine toda a área de moldura do perímetro.

11. Delineie o perímetro frontal para ajustá-lo ao rosto. Aqui o repicado suaviza o penteado. Modele com os dedos de acordo com a profundidade do repicado que será feito nas pontas do cabelo. Observe e verifique a suavidade enquanto se desenvolve.

12. O corte em camadas dá ao cabelo muito movimento. O modelo finalizado exibe o corte com uma delicada envergadura na área da nuca. Esse modelo oferece várias opções de modelagem.

A riqueza não é daquele que a tem, mas daquele que a goza.

Benjamin Franklin

SECAGEM DAS CAMADAS CHEIAS

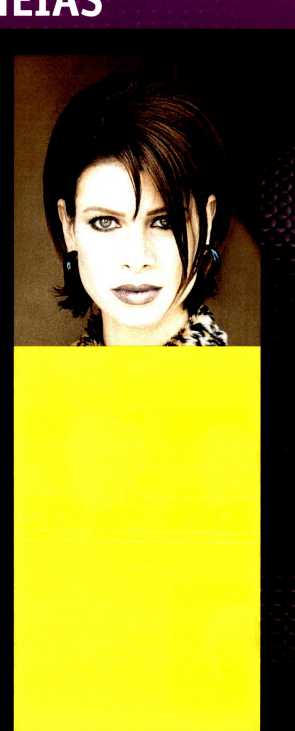

VISÃO GERAL

Temos aqui outro exemplo de modelagem do cabelo que se adapta aos contornos de seu modelo. O modelo acabado destaca o formato do corte, e a técnica de secagem utilizada acentua as camadas acima das orelhas e no topo da cabeça.

APLICAÇÃO

Com suas clientes, estes passos técnicos seguem à consulta e lavagem.

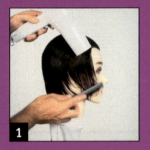
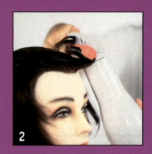
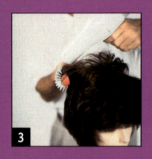
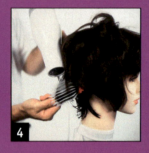
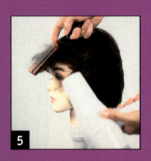
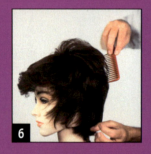
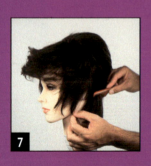
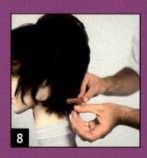
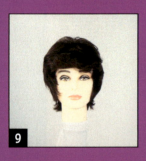

PROCEDIMENTO

1. **Aplique um produto modelador de sua escolha e trabalhe por todo o cabelo. Mantendo o cabelo bem próximo do perímetro, modele-o com um pente, seque o cabelo, acompanhando o pente do secador. Isso fará que essa área seja contornada precisamente.**

2. **Vá para a área da franja. Usando uma escova com base de borracha para secar, direcione o cabelo para criar volume e corpo. Veja quão nivelada fica a área da base quando as pontas são viradas para trás e em direção à lateral.**

3. **Continue na área da coroa.**

4. **Penteie a área da nuca se ela precisar ser levantada.**

5. **Mescle e una as partes laterais com a parte frontal.**

6. **Use um pente de textura para separar e destacar os comprimentos. Penteie a área da coroa para trás, depois delineie o cabelo usando o pente e os dedos.**

7. **Continue delineando. É aqui que sua criatividade é revelada.**

8. **Destaque as pontas. Aplique spray para obter o formato desejado.**

9. **O modelo acabado apresenta camadas precisamente contornadas pela parte externa, com ênfase no volume direcional pelas áreas da franja e da coroa.**

A diferença entre o impossível e o possível está na determinação da pessoa.

Tommy Lasorda

CRIE

Aplique esta técnica para comprimentos, cores e texturas diferentes e obtenha possibilidades quase infinitas.

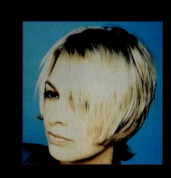
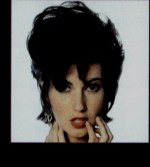
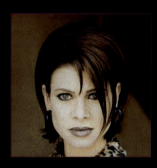
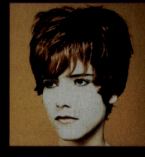
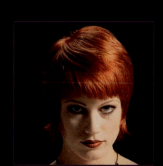

GRADUAÇÃO EM CAMADAS COM APARADOR

VISÃO GERAL

O corte com a máquina reduz o tempo de corte, o que significa serviço mais rápido. Usar esse método de forma livre lhe proporcionará resultados precisos, pois oferece exatidão na criação da linha. De modo geral, quando você usa uma máquina, a ênfase do corte será na silhueta. Para maior controle, alguns estilistas usam ambas as mãos para segurar a máquina.

Se você estiver segurando a máquina com uma mão e o cabelo ou o pente com a outra, lembre-se de que quanto mais tensão você usar, mais precisa será a linha que você vai criar.

No entanto, antes de começar qualquer corte com a máquina você deve visualizar o que vai ser feito.

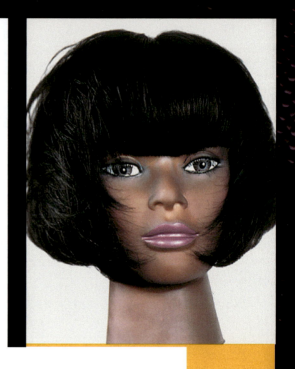

APLICAÇÃO

Com suas clientes, estes passos técnicos seguem à consulta e lavagem.

Neste modelo, as camadas internas fluem sobre a graduação do perímetro. Uma franja reta acrescenta um estilo dramático. Linhas precisas são facilmente criadas usando a técnica de corte a máquina.

80 Cortes de cabelo

PROCEDIMENTO

1. Antes de começar, examine a lâmina da máquina para certificar-se de que ela está em ótimas condições. Limpe e lubrifique a máquina regularmente. Comece fazendo um corte bruto na área posterior para retirar o excesso do comprimento. Trabalhe metodicamente com a lâmina invertida contra o cabelo, conforme mostrado.

2. Estabeleça a moldura do perímetro na parte de trás da cabeça. Aponte a lâmina da máquina na direção do pescoço e use a máquina para criar a linha de orelha a orelha.

3. Na frente da cabeça, separe a área da franja. Somente para fins de instrução, um pedaço de cartolina branca foi colocado embaixo da franja. Primeiro, corte na parte central da área da testa, depois estenda a linha para qualquer um dos cantos externos dos olhos. Deixe a franja um pouco mais longa se você pretender usar a chapinha, o que vai fazê-la parecer mais curta.

4. Vá para o lado esquerdo. Estabeleça um novo comprimento para a lateral. Esse comprimento não se une à seção posterior. Descobre-se o comprimento ideal para o formato da cabeça tomando como base desde a ponta do lóbulo da orelha até a linha da maxilar.

5. Observe a nova posição usada aqui para passar a lâmina dos lados da linha. Corte para refinar.

6. Crie a mesma linha de perímetro do outro lado. Essa posição invertida da máquina funciona bem para cortes de linha contra a pele. Ao fazer um corte distante da cabeça, segure o cabelo entre os dedos.

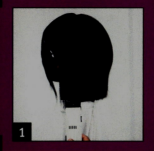
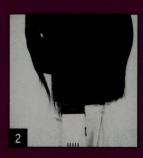
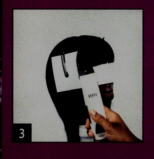
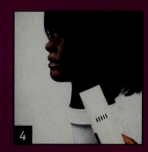
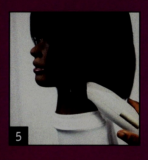
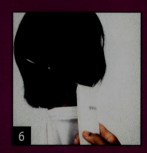

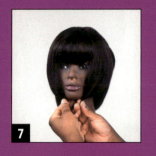 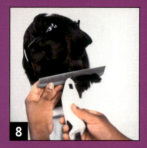

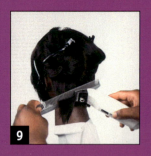 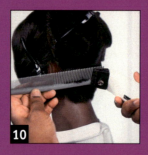

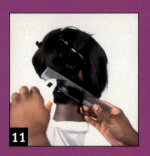 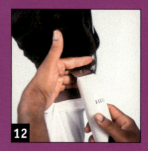

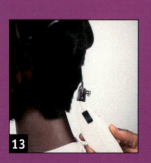 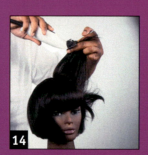

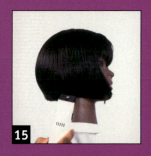 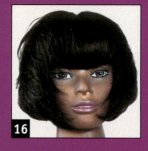

7. Usando o espelho e em pé diante da cabeça, verifique o equilíbrio no comprimento do corte.

8. Usando a técnica da máquina sobre o pente, afile a área do pescoço. Segure uma mecha de cabelo em direção reta à curva da cabeça com o pente em ângulo, conforme mostrado. Estabeleça o primeiro corte com a máquina. Lembre-se de visualizar o local a ser cortado.

9. Continue a criar a graduação na direção das bordas externas da nuca usando a técnica de corte a máquina sobre o pente. Enquanto você trabalha em direção do osso occipital, permita que a elevação vá gradualmente para a direção externa da linha do pescoço.

10. O pente aqui está levemente inclinado – mais perto da cabeça ao longo da borda posterior do pente e mais distante da cabeça ao longo dos dentes. Observe a alta graduação desenvolvendo-se pela área.

11. A consistência na angulação do pente, o comprimento do cabelo e a graduação são essenciais. Mescle a partir da área central em direção da área atrás da orelha.

12. Quando estiver cortando para mesclar o restante da parte posterior com a área graduada da nuca, controle os comprimentos do cabelo para corte colocando-os entre os dedos.

13. Melhore a forma esculpida para dar maior suavidade e precisão usando a máquina.

14. No topo da cabeça, você vai usar uma técnica de corte condensada com seções largas que irradiam ao redor da curva da cabeça. Penteie para cima uma larga mecha atrás da franja. Comece a cortar desde o comprimento da franja até a coroa. Você vai usá-la como guia para se movimentar pela cabeça com cortes de mechas radiais.

15. Penteie e verifique o corte em todo o perímetro da cabeça, removendo qualquer parte não uniforme.

16. O modelo finalizado é liso e volumoso, com graduação que dá corpo ao cabelo na nuca.

ENVOLVENDO A GRADUAÇÃO EM CAMADAS

VISÃO GERAL

O envolvimento (touca) é uma técnica para manter liso o cabelo alisado. O design do cabelo pode ser deixado como está, próximo da cabeça ou desembaraçado. Você também pode criar volume e movimento usando bobes enrolados em uma única direção na parte de cima. Esta técnica tradicional de touca criará um modelo que dura até uma semana. É perfeito para clientes ativas: deixa o cabelo mais prático e produz movimento. Pode ser feito com cabelo molhado ou seco.

APLICAÇÃO

Com suas clientes, estes passos técnicos seguem à consulta, lavagem e secagem com toalha ou secador. O modelo finalizado é criado utilizando-se a técnica de touca, que resulta em uma textura suave e brilhante.

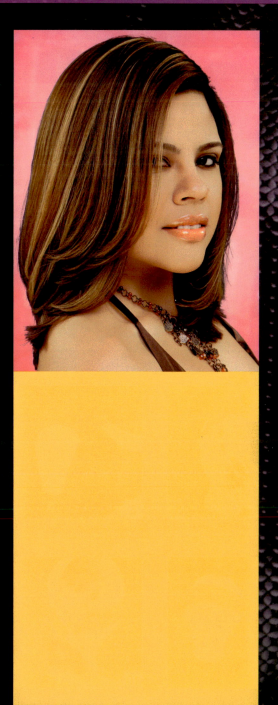

Cortes de cabelo femininos

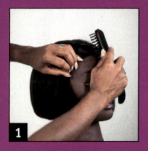
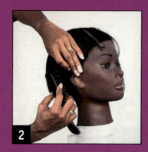
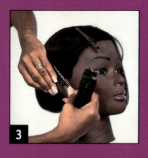
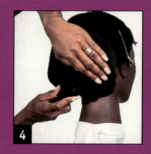
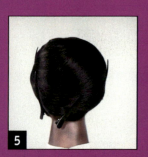
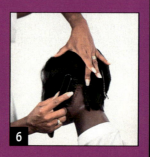
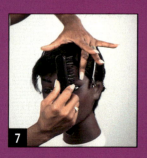
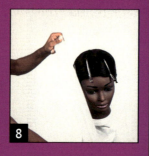
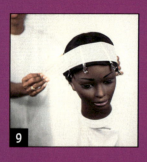
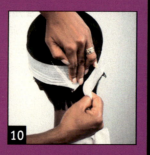

PROCEDIMENTO

1. Escove o cabelo em todo o perímetro externo da cabeça.

2. Mantendo o cabelo fixo no lugar com prendedores longos, continue escovando-o por todo o perímetro externo da cabeça até chegar ao ponto inicial.

3. Enquanto suas mãos se movem, seu corpo também acompanha a cabeça da cliente.

4. Certifique-se de manter o cabelo baixo para que ele permaneça no perímetro externo da cabeça.

5. Nesse estágio do processo de touca, você pode observar como o cabelo segue suavemente o contorno da cabeça.

6. Continue direcionando o cabelo ao redor da cabeça, mantendo a mão firme. (Um movimento central é utilizado.)

7. Enquanto escova o cabelo, continue colocando prendedores. Escove-o para cima e à sua volta, na direção frontal do topo da cabeça, prendendo à medida que prossegue.

8. Estique uma faixa ao redor de toda a cabeça a partir do pescoço.

9. Coloque a faixa sobre os prendedores.

10. Estique a faixa de forma que as extremidades se sobreponham.

11. Segurando a faixa no local, comece a retirar os prendedores. Retire o prendedor da parte de trás primeiro, pois você vai precisar ter essa área livre para segurar as extremidades da faixa.

12. Prenda a faixa com um grampo de cabelo.

13/14. Comece a retirar o restante dos prendedores da cabeça.

15. Se você estiver trabalhando com o cabelo seco, será necessário deixar o cabelo envolto pela faixa por cerca de 15 minutos. Se o cabelo estiver molhado, será necessário colocar a cliente sob um secador de 45 minutos a uma hora, dependendo do comprimento do cabelo, até que ele esteja completamente seco. Quanto mais tempo você deixar o cabelo envolto pela faixa, mais liso ele ficará.

16. Solte o cabelo e escove-o, alisando como desejar. Temos aqui um penteado possível para o cabelo que passou pelo processo de touca.

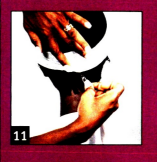
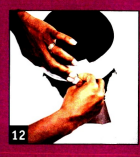
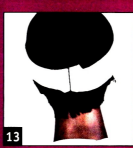
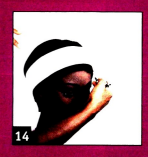
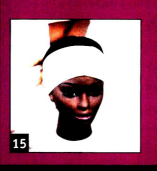
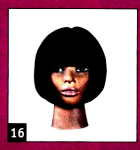

CRIE

Aplique esta técnica para comprimentos, cores e texturas diferentes e obtenha possibilidades quase infinitas.

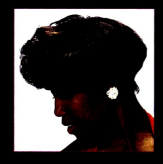
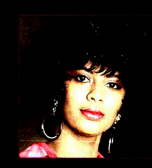
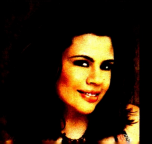
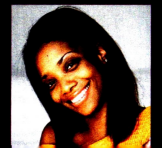
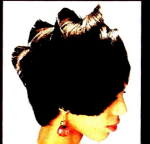

ALTA GRADUAÇÃO

VISÃO GERAL

Neste estilo, você vai criar alta graduação por toda a área posterior do corte para mesclar e harmonizar com o formato em camadas que emoldura o rosto no topo e nas laterais. Este corte define o formato da cabeça na área posterior devido aos contornos mais próximos da graduação; os comprimentos em camada ao redor do rosto o enquadram de maneira atrativa, acrescentando um toque suave e feminino, além de versatilidade.

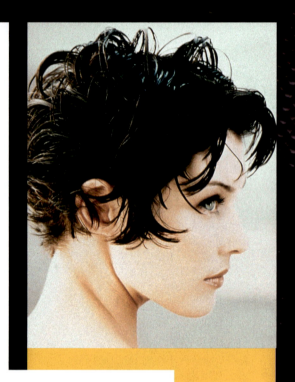

APLICAÇÃO

Com suas clientes, estes passos técnicos seguem à consulta e lavagem.

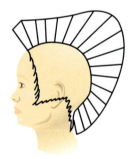

Este formato versátil combina alta graduação na área posterior da cabeça com camadas suaves que emolduram o rosto.

PROCEDIMENTO

1. Penteie o cabelo na direção de sua caída natural. Crie uma parte lateral. Distribua o cabelo pela curva da cabeça em caída natural.

2. Vá para a parte de trás e separe uma mecha de 1,25 cm desde a coroa até a nuca.

3. Começando do topo da mecha, segure o cabelo reto para trás na área da coroa, fazendo um ângulo com os dedos para fora a partir da curva da cabeça. Comece a cortar ao longo da mecha, fazendo um ângulo em direção da nuca.

4. Continue descendo a mecha, cortando mais próximo da cabeça à medida que se aproxima da nuca. Esse será o guia progressivo para a parte de cima e laterais. Observe a posição de manuseio, reto e para fora da curva da cabeça, enquanto você trabalha da área da coroa para baixo.

5. Finalize cortando o guia progressivo na nuca, diretamente abaixo da mecha que você acabou de cortar.

6. Separe a próxima mecha e corte ao longo do guia progressivo usando a mesma posição de manuseio e ângulo de corte. Continue separando e cortando mechas verticais. Pegue toda a parte pequena da primeira mecha que você cortou, segure-a com a próxima mecha vertical e vá da parte de trás em direção às laterais, cortando mechas no mesmo ângulo conforme o guia progressivo. Deixe o guia cair levemente em direção da nova mecha a ser cortada.

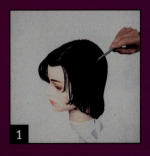
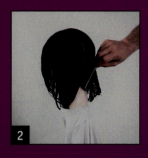
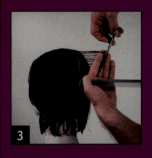
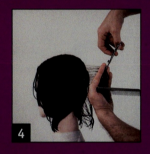
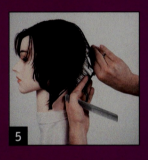
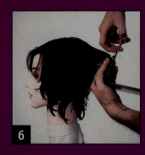

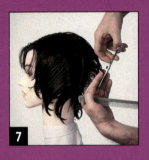
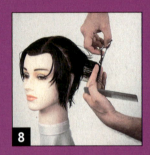
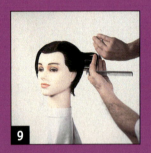
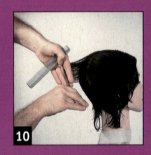
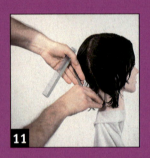
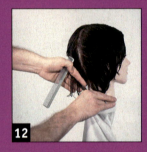
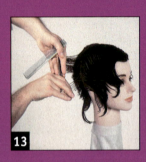
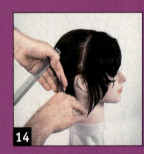

7. Separe mechas verticalmente, trabalhando ao redor da coroa. Siga o guia progressivo, cortando desde a mecha do topo da cabeça em direção da nuca. Puxe o cabelo reto sempre para fora da curva da cabeça e use a posição de partida ao longo do guia.

8. Continue cortando a parte posterior e as laterais até chegar à área da orelha.

9. A última mecha da parte de trás que você cortar, que fica atrás da orelha, servirá agora como guia estável ao qual você trará todos os comprimentos laterais. Segure de maneira reta a mecha acima da orelha desde a curva da cabeça. Direcione todos os comprimentos laterais em direção do guia, mecha por mecha, e use a posição de partida ao longo da linha preestabelecida. Isso vai criar o efeito em camadas em toda a frente.

10. Vá para o lado oposto. Pegue o guia progressivo para seguir.

11. Complete cada mecha vertical usando a mesma técnica utilizada no lado esquerdo.

12. As mechas verticais que você está cortando irradiam ao redor da cabeça. Certifique-se de que está seguindo o guia progressivo, que deve estar sempre visível.

13. Pare de usar o guia progressivo quando chegar à área da orelha, assim como foi feito no lado esquerdo.

14. Nesse ponto, você vai passar para um guia estável, como foi feito anteriormente. Conduza as mechas para o guia.

15. Continue usando o guia estável para cortar o restante da lateral e conduzir mechas de 1,25 cm para ele.

16. Conduza mechas da parte de cima da cabeça para a coroa para checar e juntar os comprimentos internos em todo o topo da cabeça. Verifique todo o corte, eliminando qualquer desigualdade.

17. No corte finalizado, os efeitos graduados dão o movimento estrutural.

18. Melhore o perímetro do corte trabalhando o formato do rosto e a textura do cabelo. Uma técnica de desfiar é usada aqui para suavizar e diversificar a linha do perímetro.

19. O formato finalizado conta com uma suavidade difusa. As camadas que emolduram o rosto se misturam harmoniosamente com a área posterior graduada. Esse é um formato muito versátil e pedido por muitas clientes.

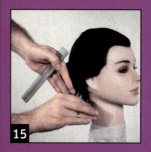
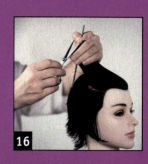
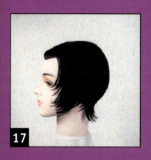
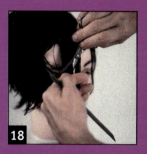
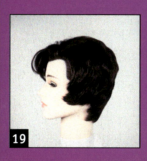

Cortes de cabelo femininos

SECAGEM DA ALTA GRADUAÇÃO

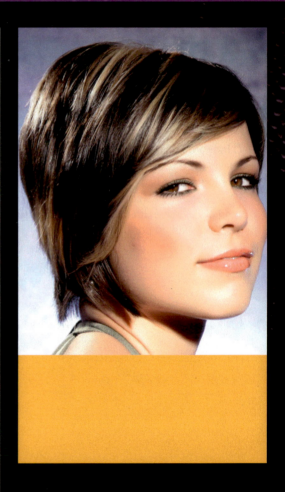

VISÃO GERAL

Este modelo começa com o corte de alta graduação concluído na parte de corte desse programa. Assim como modelos mais curtos, você deve usar ferramentas no processo de secagem para definir o formato do corte. A chave para finalizar este modelo é movimentar a escova pelo cabelo enquanto direciona o calor do secador.

APLICAÇÃO

Com suas clientes, estes passos técnicos seguem à consulta, lavagem e secagem com toalha ou secador.

Neste modelo, o corte altamente graduado foi modelado para trás do rosto.

Destino não é uma questão de acaso, é uma questão de escolha. Não é algo que se espere, é algo a ser alcançado.

William Jennings Bryan

PROCEDIMENTO

1. Aplique um produto modelador de sua escolha e trabalhe por todo o cabelo. Penteie e direcione o cabelo para as linhas do penteado, preparando-o para a secagem.

2. Use uma escova de metal vazada para modelar uma mecha em forma de C acompanhada do secador. Introduza a escova no cabelo e componha um movimento de curva. Direcione o fluxo de ar ao movimento. Repita o procedimento do lado oposto.

3. Siga para as pontas do cabelo. A escova é utilizada para moldar o movimento. Utilize a escova acompanhada do secador, traçando um movimento curvo.

4. Use uma escova redonda para levantar e curvar o cabelo ao redor do rosto de maneira direcional. Use essa técnica nas laterais. Escove o cabelo para trás para contornar e mesclar os comprimentos circundantes. Aplique spray, creme ou silicone para dar a finalização desejada.

5. O modelo acabado realça o movimento graduado na parte de trás e as camadas que emolduram o rosto.

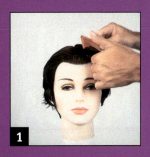
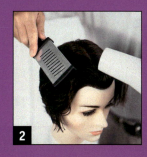
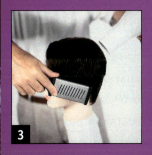
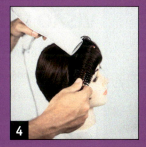
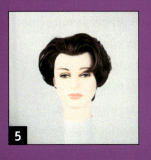

CRIE

Aplique esta técnica para comprimentos, cores e texturas diferentes e obtenha possibilidades quase infinitas.

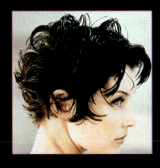
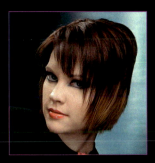
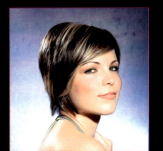
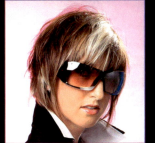
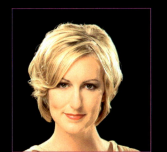

CORTE COM NAVALHA EM CAMADAS

VISÃO GERAL

A navalha é uma ferramenta maravilhosa para tornar o cabelo fluido e flexível. O corte com navalha acentua as pontas, criando uma grande variedade delas, e elimina qualquer regularidade. Este tipo de corte é usado para obter um ótimo efeito sempre que se desejar uma borda suave, difusa, delicada e decorada. Usar navalha requer uma abordagem leve e ao mesmo tempo rígida. Neste corte, a navalha é usada para criar uma textura suavemente variada ao longo das bordas em oposição à borda reta feita com a tesoura.

APLICAÇÃO

O modelo com muitas camadas será muito leve e aerado: arredondado na parte interna e contornado junto à nuca

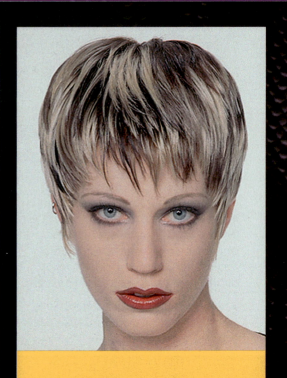

PROCEDIMENTO

1. Penteie o cabelo na direção de sua caída natural. Pegue uma mecha de 1,25 cm na linha frontal do cabelo, segurando-o em baixa elevação. Corte-o com a navalha no comprimento desejado. Posicione o cabo na sua direção e a lâmina contra o cabelo. Coloque a navalha nesse ponto ao longo da margem em que você deseja começar o efeito afilado. Então, entalhe a navalha para a frente e para trás ao longo da margem, conforme mostrado.
2. Corte paralelamente à linha do cabelo e afile em direção dos dedos.
3. Continue cortando ao redor da linha do cabelo, até a lateral.
4. Pegue repartições de 1,25 cm, posicione a navalha onde desejar começar o afilamento do comprimento e determine um ângulo de forma que a mecha se junte àquela anteriormente cortada.
5. Complete o perímetro frontal em ambos os lados unindo-o ao guia inicial.
6. Refine a franja conforme desejado, pegando pequenas porções e nelas passando a navalha separadamente. Quanto mais porções você cortar, mais leve e aerado será o visual finalizado.

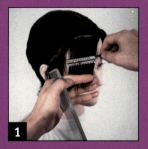
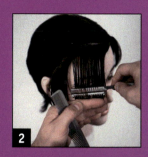
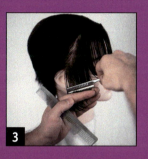
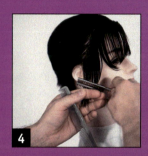
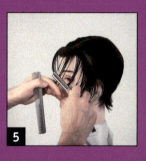
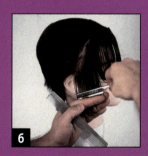

Cortes de cabelo femininos

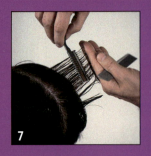
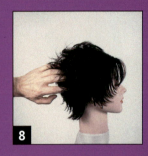
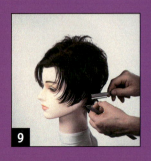
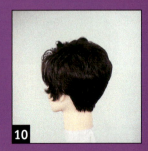

7. Usando as mechas do perímetro da linha do cabelo previamente cortadas como guias progressivos, trabalhe da frente para trás passando a navalha em mechas de 1,25 cm. Entalhe ao longo do topo da cabeça afilando o cabelo da parte do meio em direção das pontas e retirando o comprimento bem acima dos dedos.

8. Vá para a parte de trás e afile a nuca. Segure as mechas levemente para fora, depois movimente ao longo da superfície do topo para criar o comprimento desejado.

9. A variedade de comprimentos em toda a silhueta cria volume sem bordas pesadas. Personalize a área da nuca conforme necessário. Deixe-a decorada e suave ou encurte-a para contrastar com a moldura mais longa ao redor do rosto.

10. O modelo finalizado é levemente afilado para obter movimento e dimensão.

SECAGEM DO CORTE COM NAVALHA EM CAMADAS

VISÃO GERAL

O corte com navalha proporciona vastas oportunidades para você expressar seu talento artístico e profissional, além de lhe oferecer outra maneira de alcançar o objetivo final: modelar um estilo que realça o visual da cliente. A chave aqui é a manipulação mínima do cabelo. Se você secar o cabelo enquanto for ajeitando-o com os dedos, você vai criar um estilo que realmente destaca a textura detalhada no corte com navalha.

APLICAÇÃO

Com suas clientes, estes passos técnicos seguem à consulta, lavagem e secagem com toalha ou secador.

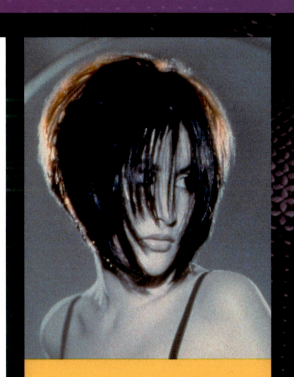

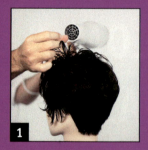
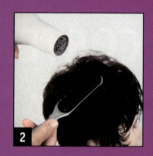
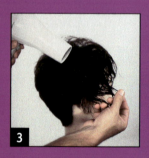
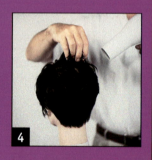
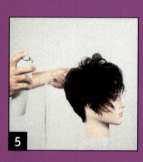
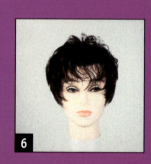

PROCEDIMENTO

1. Aplique um produto modelador de sua escolha e trabalhe por todo o cabelo. Use os dedos e um secador para acertar delicadamente o cabelo texturizado. Use a ponta dos dedos para separar as pontas texturizadas. Observe a ação massageadora usada para acrescentar textura e encorpar enquanto seca.

2. Use uma pequena escova achatada com base de borracha para dar volume. Neste modelo, os comprimentos são levantados e direcionados para o rosto.

3. Use uma escova ao redor do rosto para acrescentar força e direção. A escova vai dar brilho aos comprimentos. Alterne a escova com os dedos para acentuar a textura.

4. Use a ponta dos dedos para suavizar e personalizar o modelo.

5. Finalize com uma combinação de spray e secador para dar mais volume, definição e textura.

6. O modelo finalizado é leve e aerado com comprimentos similares a uma franja suave ao redor do rosto.

CRIE

Aplique esta técnica para comprimentos, cores e texturas diferentes e obtenha possibilidades quase infinitas.

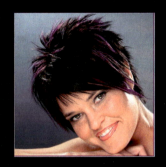 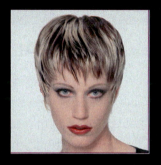

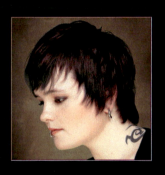 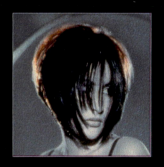

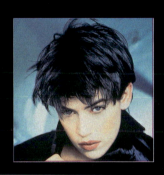

Cortes de cabelo femininos

CAMADAS UNIFORMES

VISÃO GERAL

No corte curto uniforme, as camadas que você cria modelam as curvas da cabeça. O formato resultante é bastante escultural, envolvendo toda a cabeça. Este corte é geralmente fácil de usar e de cuidar, e apreciado por muitas clientes.

APLICAÇÃO

Com suas clientes, estes passos técnicos seguem à consulta e lavagem.

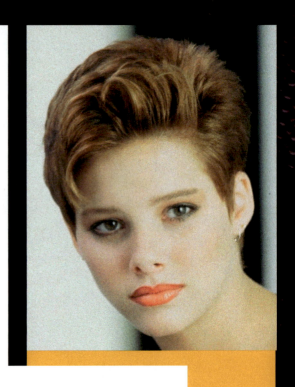

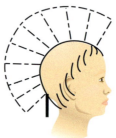

O modelo em camadas uniformes consiste em comprimentos iguais por toda a cabeça. Isso proporciona movimento e volume excepcionais. Você pode personalizar este corte de acordo com o tipo de moldura criada no perímetro.

PROCEDIMENTO

1. Penteie o cabelo na direção de sua caída natural. Divida verticalmente para baixo a parte posterior central. Penteie uma mecha grande na nuca, com uma parte horizontal que vai de orelha a orelha. Começando do centro da nuca, direcione e segure uma mecha vertical reta a partir da curva da cabeça, cortando-a paralelamente à curva da cabeça. Esse será o guia progressivo.

2. Continue a cortar em direção da lateral usando o guia progressivo para cortar mechas verticais. Segure as mechas reto a partir da curva da cabeça e corte-as paralelamente à curva da cabeça.

3. Corte a partir do centro para a lateral, depois vá para o lado oposto e corte da mesma maneira, usando um guia progressivo até alcançar o perímetro.

4. Suba e solte o próximo painel horizontal. Estabeleça o comprimento cortando uma mecha vertical no centro, assim como foi feito antes com as mesmas posições de manuseio e corte.

5. Vá do centro para o lado esquerdo, depois corte do centro para o lado direito completando a mecha horizontal em ambos os lados. Use o guia progressivo em toda a cabeça.

6. Suba para a coroa. Divida uma mecha vertical de 1,25 cm no centro, mantenha-a reta a partir da curva da cabeça e corte-a em paralelo à curva da cabeça para estabelecer o guia para a área da coroa.

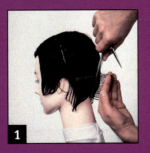
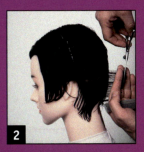
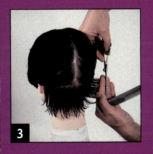
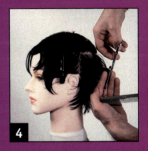
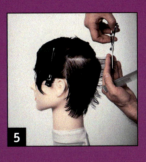
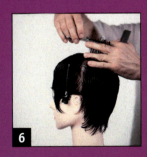

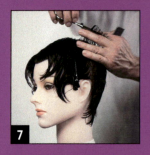
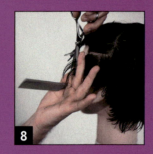
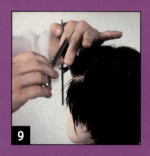
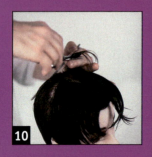
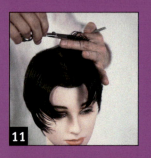
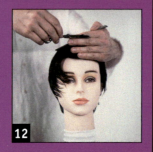
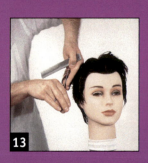
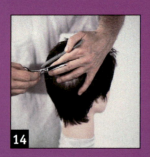
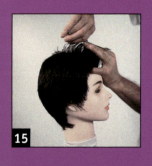
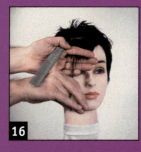

7. Partindo do guia, faça divisões centrais em um dos lados e complete a porção de cima usando a mecha inicialmente cortada como guia progressivo. Pare quando chegar ao ponto acima da orelha em cada lado. Verifique a parte de trás segurando as mechas horizontalmente – o oposto de seu corte. Elimine qualquer irregularidade.

8. Vá para as mechas laterais acima e na frente da orelha. Corte uma mecha na frente no mesmo comprimento da mecha da parte posterior. Corte paralelamente à curva da cabeça enquanto trabalha em direção da linha do cabelo.

9. Trabalhe bem acima da orelha até a linha frontal do cabelo, depois passe para a mecha seguinte. Corte-a da mesma maneira segurando o cabelo reto a partir da curva da cabeça.

10. Depois, vá para o painel ao longo de uma das laterais da parte de cima. Começando da área da coroa, você tem agora dois guias a seguir e juntar: um a partir da área da crista e outro a partir da coroa. Distribua-os horizontalmente, direcione para fora os comprimentos retos a partir da curva da cabeça e corte paralelamente ao formato da cabeça.

11. Trabalhe até a linha frontal do cabelo usando o guia progressivo. Direcione os comprimentos retos para fora a partir da curva da cabeça e corte paralelamente à cabeça.

12. Continue assim até a linha frontal do cabelo.

13. Repita todo o procedimento no outro lado e no topo da cabeça. Trabalhe o centro do topo da cabeça para mesclar e garantir equilíbrio entre os dois painéis superiores.

14. Cheque o cabelo em todas as direções fazendo divisões na direção oposta à que foi cortado.

15. Refine o topo e o perímetro conforme desejado.

16. Para deixar a franja com um formato suave e agradável, segure a mecha e repique as pontas com a extremidade da tesoura. Deixe algumas partes mais longas que outras.

17. Tesouras de afilamento podem ser usadas para criar comprimentos mais longos e mais curtos ao longo das pontas do cabelo. Trabalhe a partir da área da coroa em direção da linha frontal do cabelo. Posicione as lâminas da tesoura sobre as pontas do cabelo enquanto controla com um pente, depois trabalhe metodicamente mecha por mecha. Isso vai criar um efeito bem mesclado.

18. Direcione os dentes do pente para baixo para manter o cabelo bem abaixo da orelha. Corte cuidadosamente o cabelo ao redor da orelha para moldar a linha posterior do cabelo.

19. Segurando o cabelo com o pente, corte ao redor da orelha desde a parte de trás até o topo da orelha.

20. Quando chegar ao topo, corte o cabelo na frente da orelha fazendo um ângulo para baixo com a tesoura.

21. Melhore a linha ao redor da orelha e na frente dela.

22. Use a técnica da tesoura sobre o pente para trabalhar diagonalmente para cima a partir da linha do perímetro em direção da porção posterior central.

23. Depois, volte e trabalhe diagonalmente desde a parte posterior central até a área atrás da orelha para juntar e verificar os comprimentos enquanto cria o formato.

24. Para afilar a área da nuca, penteie o cabelo na diagonal e corte usando a técnica da tesoura sobre o pente. Depois, vá para a direção diagonal oposta e para cima desde a parte posterior central até a área da orelha para juntar e verificar os comprimentos. O corte finalizado proporciona uma moldura do perímetro suave e delicada ao redor do rosto, e o comprimento extra na coroa complementa e se harmoniza com a área curta da nuca.

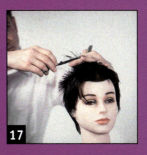
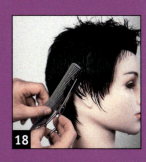
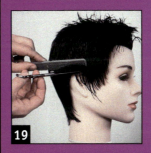
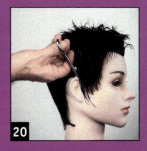
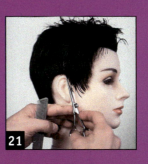
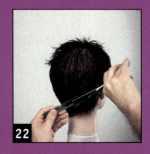
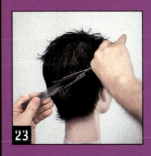
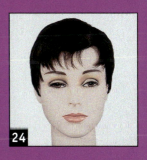

CRIE

Aplique esta técnica para comprimentos, cores e texturas diferentes e obtenha possibilidades quase infinitas.

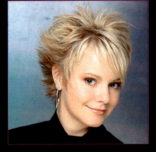
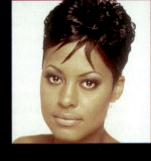
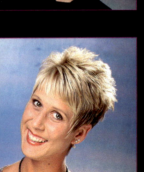
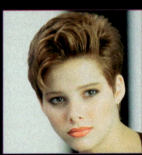

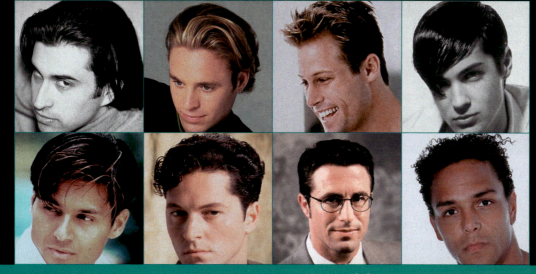

PARTE 2

Cortes *de* Cabelo Masculinos

104 Camada longa
108 Camada média
112 Camada curta
116 Graduação longa
120 Afilamento graduado médio
124 Camadas sobre afilamento graduado curto
128 Afilamento clássico
132 Afilamento alto
136 Corte curto escovado
140 Afilamento contemporâneo
144 Afilamento masculino

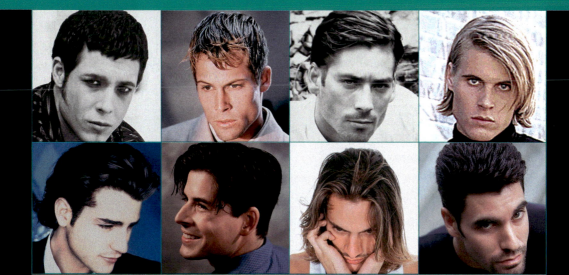

CAMADA LONGA

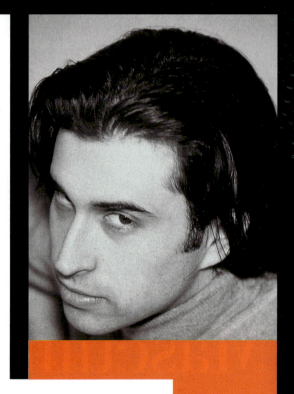

VISÃO GERAL

Neste primeiro corte masculino, você vai aprender como criar modelos produzindo um formato mais quadrado. Como você deve se lembrar da parte de cortes femininos deste programa, os formatos para mulheres são mais arredondados e curvos. Os formatos masculinos são geralmente mais definidos e quadrados.

Os procedimentos que você vai utilizar em cortes masculinos são originários das técnicas clássicas de barbearia e vão funcionar bem no salão. Com este corte em camada longa, por exemplo, você vai aprender como e por que deixar as mãos em determinadas posições enquanto trabalha ao redor da cabeça. Segurar o cabelo reto lhe permitirá alcançar o efeito em camadas desejado ao mesmo tempo que se mantêm comprimentos mais longos. Simultaneamente, você estará criando um estilo e modelo definitivo para o cliente, e não apenas removendo as pontas

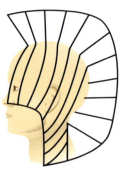

Esta silhueta em camadas longas proporciona movimento e dimensão texturizados. As camadas começam no nível do nariz e progridem até o perímetro do colarinho.

irregulares. Outro exemplo é o corte na palma da mão, que permite observar melhor o que está sendo cortado, bem como criar uma superfície mais plana que proporciona mais controle.

Outro método apresentado por este modelo é o corte da área das costeletas com a técnica da tesoura sobre o pente. Nessa técnica, você usa o pente para segurar o cabelo no lugar enquanto utiliza a ponta da tesoura para retirar o comprimento. Essa técnica exige mão firme e atenção no que você está fazendo. Para modelos masculinos, as costeletas têm um papel fundamental no visual geral.

As técnicas de corte masculino usam tesoura com lâminas mais longas, que permite retirar mais cabelo por vez e também é necessária em técnicas de afilamento refinado muitas vezes usadas na área da nuca em cortes mais curtos. O pente de corte tem dentes com espaços grandes e pequenos e é usado para comprimentos mais curtos e longos. O espaçamento entre os dentes vai ajustar a tensão do corte.

APLICAÇÃO

Com seus clientes, estes passos técnicos seguem à consulta e lavagem.

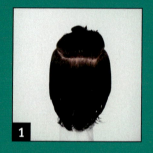
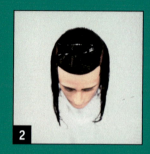
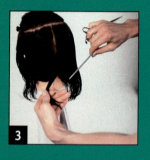
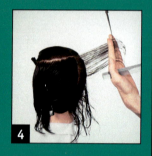
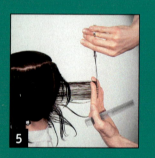
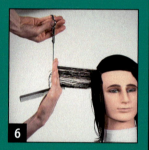
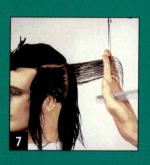
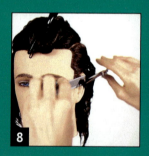
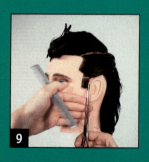
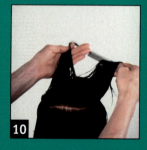

PROCEDIMENTO

1. Comece este corte separando a mecha mais baixa da seção de cima com uma repartição em forma de ferradura.

2. Use as áreas de retirada na linha frontal do cabelo e a coroa como guias.

3. Faça uma mecha vertical que vai do topo da área posterior até o centro da nuca. Essa mecha, quando cortada, será seu guia progressivo para todo o cabelo. Use pequenas mechas em todo o corte para garantir um equilíbrio uniforme no comprimento.

4. Penteie a mecha reta a partir da porção posterior da cabeça. Estabeleça o comprimento a ser removido e corte seu guia progressivo.

5. Corte desde o topo da seção até a parte de baixo, trabalhando em direção da nuca.

6. Continue separando mechas verticais, segurando-as de maneira reta a partir da lateral da cabeça e cortando verticalmente enquanto trabalha ao redor da cabeça. Use o guia progressivo enquanto corta até alcançar a linha frontal do cabelo.

7. Volte para a parte posterior central da cabeça e siga seu guia inicial. Use-o para cortar o lado oposto da mesma maneira, pegando pequenas mechas e trabalhando em direção do lado oposto da cabeça. Mais uma vez, pare quando chegar à linha do cabelo.

8. Para cortar a costeleta, penteie e prenda o cabelo acima dela para fora, expondo a mecha da costeleta. Estabeleça o comprimento desejado e corte. Depois, use a técnica da tesoura sobre o pente para retirar o excesso da costeleta.

9. Trabalhe o perímetro da costeleta usando a técnica da mão livre. Use a mão oposta para estabilizar enquanto você corta.

10. Solte o cabelo na parte de cima. Pegue uma parte central que vai da parte de trás da cabeça até a frente.

Cortes de cabelo

11. Para cortar a mecha de cima, pegue uma divisão horizontal na parte de trás da mecha que vai da parte central ao lado direito da cabeça.

12. Use o corte previamente feito como guia. Certifique-se de manter o cabelo reto a partir da cabeça enquanto você corta e, nesse exemplo, paralelamente à cabeça.

13. Trabalhe em direção da frente, dividindo horizontalmente pequenas mechas e cortando no comprimento estabelecido. Observe que cada mecha de cabelo é direcionada em sentido reto a partir da cabeça. Certifique-se de não direcionar mal qualquer uma das divisões.

14. Quando chegar à linha frontal do cabelo, vá para a parte de trás da mecha e corte a lateral esquerda da parte de cima usando a mesma técnica.

15/16. Para um visual finalizado natural, aplique o produto líquido desejado, depois modele com os dedos.

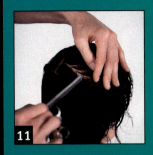
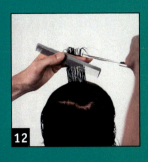
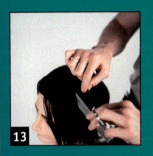
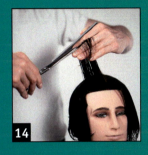
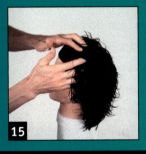
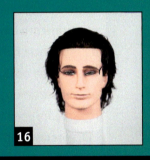

CRIE

Aplique esta técnica em diferentes comprimentos, cores e texturas e obtenha possibilidades quase infinitas.

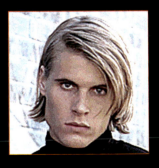
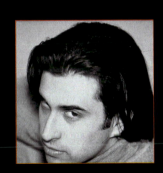
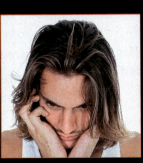

Cortes de cabelo masculinos

CAMADA MÉDIA

VISÃO GERAL

Este modelo começa com o corte de comprimento mais longo que você acabou de criar. Você não vai diminuir muito o comprimento – apenas o suficiente para criar um formato em camadas com comprimento médio. Você vai estabelecer um guia com comprimento longo usando pontos de referência no rosto. Segurando o cabelo na posição vertical quando estiver cortando e sem afastá-lo da repartição, você terá um comprimento mais preciso para trabalhar. Como esse é um guia progressivo, preste mais atenção aos tamanhos das mechas que você pegar. Para ser mais preciso, reparta mechas de tamanho médio ou menores, de 0,5 cm a 1,2 cm, utilizando a ponta do pente com dentes espaçados. Você vai cortar nas partes de trás e de dentro da mão e criará um formato quadrado para acentuar e complementar o formato da cabeça do homem. Evite criar um formato curvo ou arredondado enquanto corta mantendo a cabeça levantada.

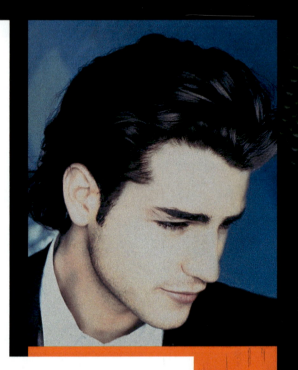

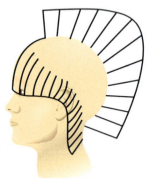

O efeito em camadas neste formato é criado cortando todo o perímetro de acordo com um guia progressivo de comprimento médio. Esse efeito se junta às camadas internas que são cortadas para dar peso ao redor da área da crista.

APLICAÇÃO

Com seus clientes, estes passos técnicos seguem à consulta e lavagem.

PROCEDIMENTO

1. Estabeleça o comprimento para o corte usando um ponto de referência no rosto. Uma vez estabelecido, esse comprimento será o guia para o restante do corte.

2. Pegue uma mecha vertical na parte central do topo da cabeça. Segure o cabelo reto e corte paralelamente à cabeça.

3. Use esse comprimento como guia e continue cortando a mecha central, trabalhando em direção da coroa e seguindo a curvatura da cabeça.

4. Agora, divida o topo da cabeça desde a coroa até ambas as áreas de retirada na linha frontal do cabelo.

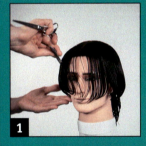
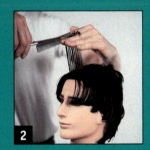
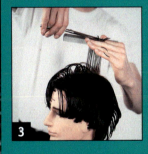
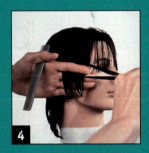

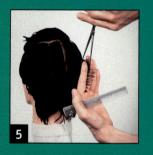 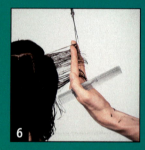
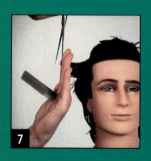 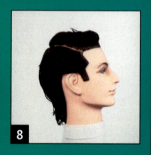
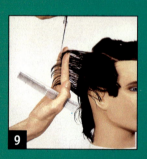 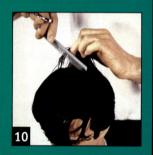
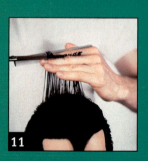 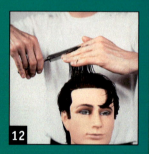
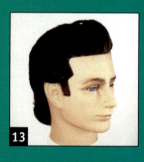

5. Indo para a parte de trás, divida-a verticalmente pelo meio e continue estabelecendo o comprimento desde a coroa até a nuca cortando verticalmente. Esse será seu guia para toda a seção posterior.

6. Continue pela parte posterior usando essa técnica.

7. Trabalhe desde a parte posterior central até a linha frontal do cabelo, continuando a cortar em mechas verticais de acordo com o guia progressivo.

8. O lado concluído deve se misturar ordenadamente. Verifique horizontalmente onde necessário.

9. Volte para o guia na parte posterior central e corte a lateral direita até a linha frontal do cabelo, continuando com a mesma técnica.

10. Indo para a seção superior, solte o cabelo e penteie-o para a frente. Pegue uma repartição horizontal no topo da parte posterior da seção.

11. Penteie e segure o cabelo reto a partir do topo da cabeça e corte usando a mecha da parte superior central, cortada anteriormente, como guia.

12. Continue a cortar a parte de cima pegando pequenas porções à medida que trabalha desde a coroa até a linha frontal do cabelo. Para garantir o efeito em camadas desejado, seja firme nas posições de manuseio e corte com a tesoura. Na finalização do corte, penteie os comprimentos para verificar o resultado. Verifique verticalmente se necessário.

13. Os comprimentos na parte posterior são facilmente alcançados neste corte com as camadas internas que fluem sobre a graduação do perímetro.

CRIE

Aplique esta técnica em diferentes comprimentos, cores e texturas e obtenha possibilidades quase infinitas.

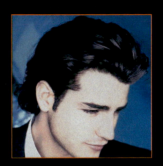 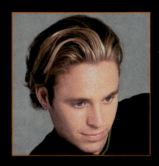

Cortes de cabelo masculinos   111

CAMADA CURTA

VISÃO GERAL

Você está fazendo a preparação para um corte mais curto. Assim como nos dois cortes anteriores, você começará estabelecendo o comprimento do guia progressivo. Comece na parte da trás da cabeça e trabalhe em direção do rosto. Como você está cortando comprimentos mais curtos, suas mãos vão estar mais próximo da cabeça. Observe que você não vai repousar as mãos na cabeça enquanto corta para poder controlar os ângulos de corte. Quando segurar as mechas de maneira reta em relação à área da cabeça a ser cortada, não as direcione demais para a frente ou para trás. Segurando-as reto, a precisão do seu corte permanecerá constante.

APLICAÇÃO

Com seus clientes, estes passos técnicos seguem à consulta e lavagem.

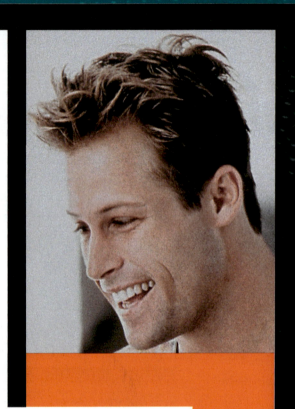

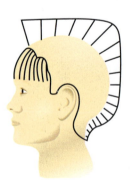

Esta silhueta fornece uma linha de perímetro afilada mais próxima a ser combinada com as camadas internas curtas.

PROCEDIMENTO

1. Separando a parte de cima, comece na parte de trás ao redor da cabeça e trabalhe na direção da área de retirada de ambos os lados, na parte da frente. Na parte de trás, pegue uma mecha vertical de 1,25 cm, descendo pela parte posterior central até a nuca.

2. Segure reto a mecha da parte de trás da cabeça e corte-a verticalmente desde o topo até a nuca. Esse será seu guia progressivo para o resto do corte. Começando próximo do guia, trabalhe verticalmente pegando mechas de 1,25 cm à medida que você se move ao redor da área posterior da cabeça.

3. Deixe a mecha da costeleta livre por enquanto.

4. Volte à parte posterior central e corte o lado oposto da cabeça. Tome o guia progressivo e coloque-o sobre cada mecha a ser cortada. Certifique-se de que o guia progressivo está sempre visível. Trabalhe toda a cabeça em direção da linha frontal do cabelo.

5. Estabeleça o comprimento da costeleta.

6. Use a técnica da tesoura sobre o pente para remover o volume ao redor da orelha. Isso vai criar um visual bonito e limpo nessa área. Corte ambas as costeletas da mesma maneira.

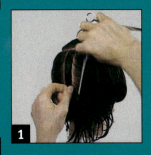
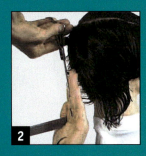
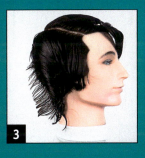
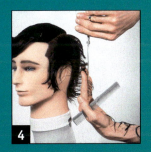
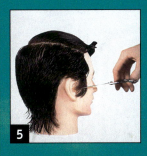
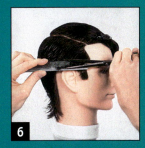

Cortes de cabelo masculinos

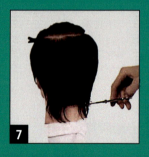
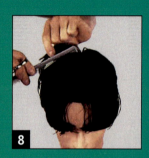
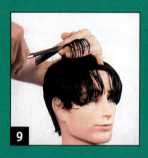
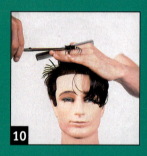
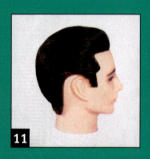

7. Estabeleça o comprimento na nuca e corte horizontalmente em ambos os lados da nuca.

8. Para completar o corte, vá para a área superior, que foi previamente dividida. Pegue uma divisão horizontal que vai do centro da parte de trás da seção até o lado direito da cabeça.

9. Use os comprimentos previamente cortados da área da crista como guia, certificando-se de manter o cabelo reto em relação à curva da cabeça. Corte paralelamente à curva da cabeça.

10. Continue cortando pequenas mechas horizontais de acordo com o guia, trabalhando em direção da linha frontal do cabelo. Certifique-se de não direcionar mal nenhuma de suas divisões. Quando chegar à linha frontal do cabelo, repita a técnica de corte na lateral esquerda da seção superior.

11. Os comprimentos do corte finalizado se misturam perfeitamente quando o cabelo é penteado para trás. O modelo finalizado destaca as camadas precisas criadas nesse formato.

CRIE

Aplique esta técnica em diferentes comprimentos, cores e texturas e obtenha possibilidades quase infinitas.

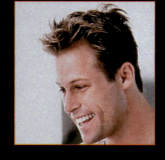
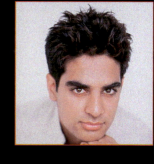
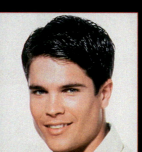
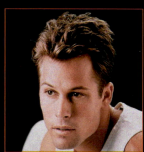

GRADUAÇÃO LONGA

VISÃO GERAL

Este corte de longa graduação cria mais volume que nos dois cortes criados anteriormente, pois você não usa técnicas de afilamento rente ou de redução. Ao trabalhar com a tesoura, você cria uma graduação de comprimentos equilibrados. Observe que as técnicas usadas neste corte com graduação vão remover um volume considerável mesmo que o visual finalizado ostente um grande volume. A chave principal deste corte é a utilização exata dos ângulos de elevação.

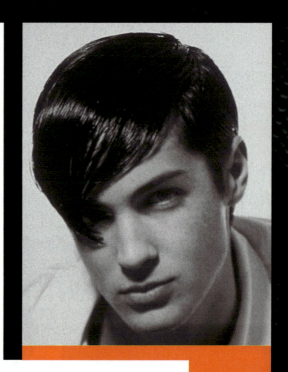

APLICAÇÃO

Com seus clientes, estes passos técnicos seguem à consulta e lavagem.

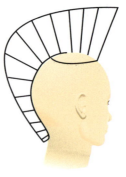

A longa graduação é uma silhueta clássica para o cliente que deseja um cabelo mais comprido. Os comprimentos graduam para cima, em direção da área da crista, onde uma concentração de peso se localiza.

PROCEDIMENTO

1. Separe uma mecha ao redor da cabeça, conforme mostrado. Prenda-a no topo da cabeça.

2. Penteie o cabelo para baixo e corte uma linha reta do perímetro ao redor da cabeça. O pente é utilizado para controlar os comprimentos e criar a linha de corte. Certifique-se de que o comprimento do perímetro está limpo e equilibrado por toda a cabeça.

3. Vá para a parte de trás e pegue uma mecha vertical, descendo pelo centro da cabeça. Eleve e segure o cabelo reto da parte de trás da cabeça e corte-o diagonalmente usando o perímetro como guia.

4. Continue cortando as mechas verticais, trabalhando do centro da parte de trás para a frente. Volte para a parte posterior central da cabeça e continue a trabalhar do lado oposto. Corte até a linha frontal do cabelo.

5. Apare as costeletas se necessário.

6. Solte a mecha superior e separe horizontalmente a lateral, indo da parte de trás à linha frontal do cabelo.

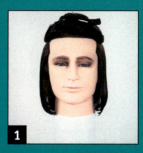
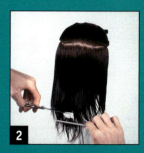
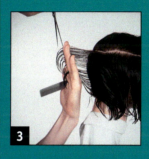
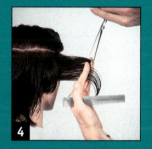
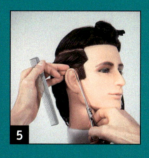
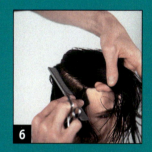

Cortes de cabelo masculinos

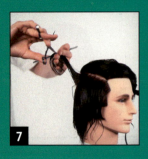
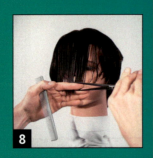
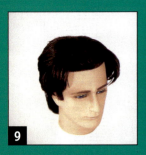

7. Usando o comprimento externo previamente cortado como guia, deixe o cabelo em direção reta em relação à curva da cabeça e corte de acordo com o guia. Use esse procedimento desde a parte de trás da seção até as laterais. Continue cortando mechas pequenas até ficar sem cabelo.

8. Penteie o cabelo para baixo na parte da frente e corte-o na linha do lábio para refinar a linha do perímetro frontal.

9. O cabelo foi modelado para acentuar o efeito graduado. Essa graduação pode ser adaptada conforme as necessidades e desejos do cliente.

Mágica é acreditar em si mesmo; se você conseguir fazer isso, poderá fazer qualquer coisa acontecer.

Foka Gomez

CRIE

Aplique esta técnica em diferentes comprimentos, cores e texturas e obtenha possibilidades quase infinitas.

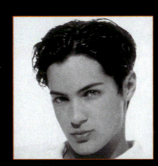
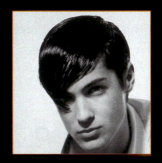

AFILAMENTO GRADUADO MÉDIO

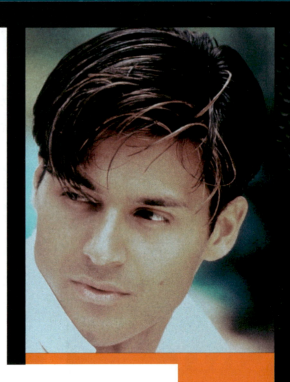

VISÃO GERAL

Este modelo destaca o volume na área da coroa, com um visual mais afilado nas laterais e na parte de trás. A novidade deste corte será a divisão do cabelo na horizontal, elevando-o a um ângulo consistente por toda a área da crista da cabeça e criando uma forma equilibrada. Juntamente com o corte com os dedos em posição vertical, você também pode segurar as mãos e os dedos em posição horizontal. Você vai notar resultados com essas técnicas na linha de peso que você cria ao redor da área da crista.

APLICAÇÃO

Com seus clientes, estes passos técnicos seguem à consulta e lavagem.

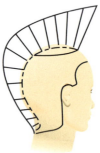

Esta silhueta é extremamente popular entre a clientela masculina. Comprimentos em intervalos graduados mais longos contrastam com comprimentos externos afilados e curtos. Este é um modelo realmente versátil que pode ser modelado de várias maneiras.

PROCEDIMENTO

1. Separe uma mecha ao redor da cabeça usando os pontos de retirada na linha frontal do cabelo e na coroa da cabeça como guia.

2. Comece pegando uma mecha vertical na parte posterior central da cabeça desde a coroa até a nuca.

3. Segure cada mecha da cabeça e corte-a na diagonal. Esse será seu guia para toda a área do perímetro. Continue pegando divisões verticais e cortando conforme o guia progressivo à medida que trabalha em direção da frente. Repita em ambos os lados.

4. Vá para a nuca e use seu pente para segurar o cabelo, deitando-o sobre a cabeça em ângulo. Corte o cabelo na linha do pescoço. Trabalhe sobre o pente no corte, depois mescle a técnica à mão livre com aparador e na direção ascendente usando um toque leve e meticuloso.

5. Para finalizar a parte de baixo da linha do cabelo, corte à mão livre usando uma técnica de acabamento a máquina.

6. Para graduar comprimentos curtos ao redor da orelha, descanse a base do pente formando um ângulo com a parte de fora da linha do cabelo. Passe a máquina longitudinalmente ao pente.

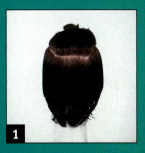
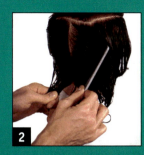
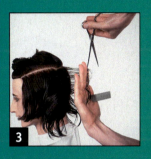
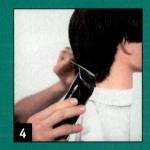
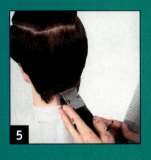
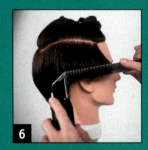

Cortes de cabelo masculinos

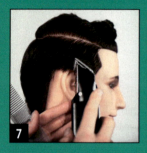
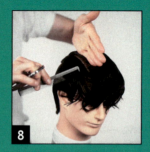
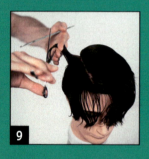
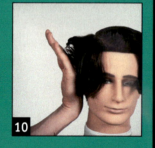
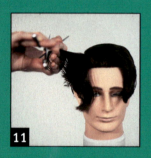
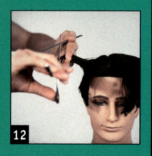
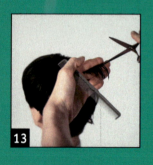
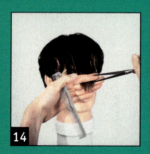
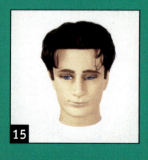

7. Mantenha a lâmina da máquina formando um ângulo enquanto apara ao redor da orelha.
8. Penteie o cabelo da parte interna para a frente e para baixo. Para cortar a parte de cima, pegue uma divisão horizontal enquanto trabalha de trás para a frente. As divisões devem ser pequenas o suficiente para garantir um comprimento uniforme em toda a parte de cima.
9. Usando o comprimento da crista como seu guia estável, penteie a seção do cabelo para cima até o guia, que deve ser mantido reto a partir da cabeça.
10. Observe o ângulo graduado, bem como o peso reduzido na crista, utilizando a técnica de corte esboçada.
11. Continue pegando divisões horizontais, conduzindo o cabelo para fora da área da crista e cortando. Trabalhe desde o perímetro da seção superior até o centro e da parte de trás para a frente. Segure o cabelo reto a partir da crista da cabeça. Isso é cada vez mais importante à medida que você vai trabalhando em direção da linha frontal do cabelo.
12. Ao completar essa área, repita o procedimento na área lateral superior oposta.
13. Mescle os comprimentos na parte de trás da cabeça direcionando o cabelo para o guia externo graduado. A posição de elevação e a de manuseio usadas aqui estão em conformidade com o método utilizado para as laterais.
14. Penteie o cabelo ao redor do rosto para a frente e corte toda a seção frontal da linha do cabelo, mesclando-a para criar uma linha limpa na frente.
15. O afilamento graduado finalizado é simétrico por natureza. A área de peso mais longa na parte interna proporciona comprimento para modelagens versáteis, ainda que a linha do cabelo do perímetro curto seja precisamente contornada para formar um visual limpo e refinado.

CRIE

Aplique esta técnica em diferentes comprimentos, cores e texturas e obtenha possibilidades quase infinitas.

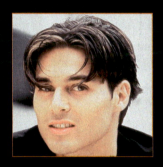 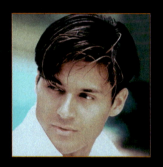

CAMADAS SOBRE AFILAMENTO GRADUADO CURTO

VISÃO GERAL

Este modelo usa a técnica da graduação em comprimentos mais curtos do que aquele do corte anterior e envolve corte com combinação de tesoura e aparador. O aparador é muitas vezes utilizado para cortar o cabelo masculino, pois permite um corte rápido e aparo rente do cabelo nas laterais, nas orelhas e na nuca. O aparelho também funciona bem com a técnica da máquina sobre o pente, que é altamente controlada.

Como você pode remover uma grande quantidade de cabelo com as lâminas da máquina, precisa adquirir destreza por meio da prática contínua, para não remover muito cabelo durante o corte. Você pode voltar a qualquer área da cabeça para tirar mais comprimento, se necessário.

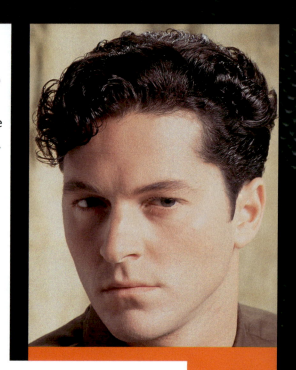

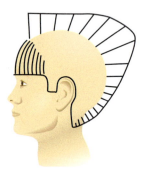

Nesta silhueta um perímetro afilado rente progride pela parte interna em camadas. O comprimento dessa parte interna permite grande versatilidade na modelagem ao mesmo tempo que o perímetro afilado rente cria um efeito de contorno.

APLICAÇÃO

Com seus clientes, estes passos técnicos seguem à consulta e lavagem.

PROCEDIMENTO

1. Divida o cabelo ao redor da cabeça usando as áreas de retirada na frente e na coroa da cabeça como guias.

2. Comece na têmpora, na parte da frente de um lado da cabeça, pegando uma mecha vertical de 1,25 cm. Ela será cortada para se transformar em guia progressivo. Direcione os comprimentos em linha reta a partir da lateral da cabeça e posicione os dedos diagonalmente. Corte na diagonal para criar o comprimento desejado. Continue pegando divisões verticais enquanto trabalha na direção posterior.

3. Ao passar da orelha, amplie o guia desde o topo até a nuca enquanto trabalha ao redor da cabeça.

4. Corte seu guia progressivo mantendo o cabelo reto à medida que segue com o corte. Trabalhe toda a área ao redor da têmpora no lado oposto.

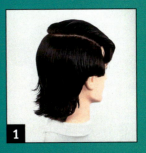
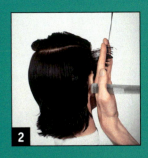
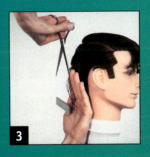
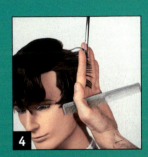

Cortes de cabelo masculinos

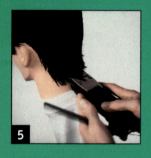
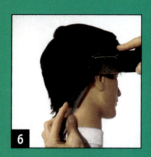
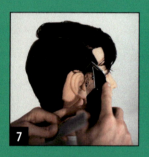
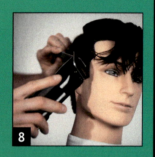
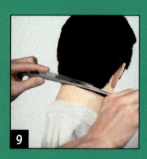
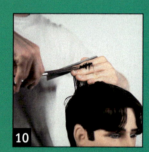

5. Passe para a máquina e comece a cortar no centro da nuca com a lâmina contra a cabeça. Observe como as duas mãos seguram a máquina para que se tenha firmeza e equilíbrio. À medida que vai em direção da linha do cabelo, balance levemente a máquina a uma pequena distância ao redor da cabeça. Repita a técnica de corte por toda a área da nuca.

6. Afile as laterais. Misture o cabelo na área inferior da linha do cabelo, depois use um pente para prender o cabelo atrás da orelha e corte. Observe que o cabelo anteriormente cortado no pente atua como seu guia. O pente e a tesoura devem trabalhar juntos.

7. Segurando a máquina em ângulo, continue a cortar ao redor da orelha. Isso vai criar uma linha suave e bonita nessa área. Observe o ângulo das lâminas contra a cabeça.

8. Com o pente mantido em ângulo e a base do pente apoiado contra a cabeça, corte o cabelo movendo a máquina sobre o pente. As mechas verticais previamente cortadas serão seu guia para a angulação em que você deve segurar o pente.

9. Refine a linha do pescoço e todo o perímetro usando um pente de barbeiro ou um pente para afilamento. O pente para afilamento vai criar degraus de afilamento o mais próximo possível do perímetro, devido à estreiteza do pente e os dentes com espaçamento pequeno.

10. Começando do topo posterior da cabeça, corte a mecha da parte de cima. Pegue uma divisão horizontal que vai do centro para a lateral direita da cabeça. Usando a mecha vertical previamente cortada como guia, segure o cabelo reto a partir da cabeça, depois corte em direção do topo central.

11. Trabalhe desde a parte de trás da seção até a linha do cabelo, depois repita a técnica no lado esquerdo da cabeça.

12. Penteie o cabelo para baixo sobre o rosto e junte a seção frontal da franja na frente. Certifique-se de cortar a linha do cabelo na frente da têmpora para misturar com a franja.

13. Dê o toque final. Escove e ajeite os comprimentos do cabelo para obter um formato bem equilibrado. Se desejar, umedeça a área superior com um spray de leve fixação para dar o acabamento.

14. Este modelo sofisticado é um eterno favorito entre os clientes. É ordenado, controlado e bem arrumado em sua expressão.

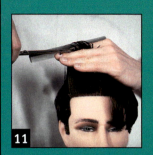
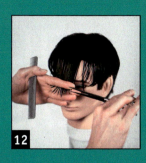
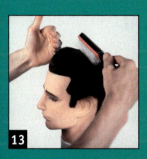
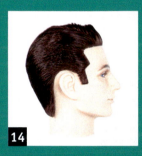

CRIE

Aplique esta técnica em diferentes comprimentos, cores e texturas e obtenha possibilidades

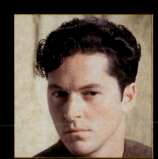

AFILAMENTO CLÁSSICO

VISÃO GERAL

Este corte de cabelo clássico e afilado o conduz a outro nível de habilidade ao mesmo tempo que você aprende a usar a navalha nos cortes masculinos. Como você viu até agora, cada instrumento de corte é escolhido para produzir resultados exatos. Apesar de a navalha não ser usada neste corte, ela criará transições elegantemente detalhadas entre as áreas ao redor da linha do cabelo do perímetro, assim como irá mesclar pontas na parte interna. O uso da navalha dará a você novas opções para cortes futuros e personalizados para clientes com diversos tipos de cabelo. O trabalho com tesoura, máquina e uma navalha o ajuda a criar um penteado popular e que nunca sai da moda, que será sempre procurado.

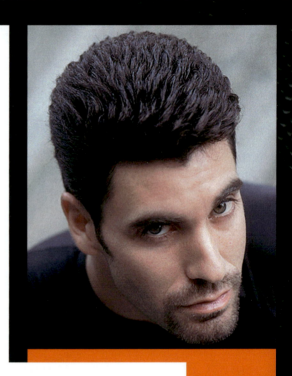

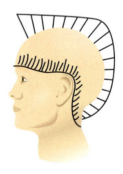

Este modelo apresenta um perímetro afilado dinâmico que resulta em uma silhueta quadrada na parte interna. A área de peso desse corte fica em volta da área da crista.

APLICAÇÃO

Com seus clientes, estes passos técnicos seguem à consulta e lavagem.

PROCEDIMENTO

1. Divida uma mecha ao redor da cabeça usando as áreas de retirada na linha frontal de cabelo e a coroa da cabeça como guias.

2. Separe uma mecha vertical que desça da parte posterior central à nuca. Direcione para fora e segure reto os comprimentos da parte posterior da cabeça. Corte rente aos dedos, que são posicionados precisamente na posição vertical. Corte a mecha vertical sempre em direção da nuca. Em decorrência da posição de corte, o formato apresentará um acúmulo de peso ao redor da área da crista.

3. Continue retirando partes verticais enquanto trabalha em direção da lateral; corte do topo da mecha à nuca.

4. Pegue mechas pequenas e limpas para assegurar um comprimento igualado na área externa.

5. Quando atingir a linha frontal do cabelo, volte à parte posterior central e use a mesma técnica para cortar o lado oposto da cabeça.

6. Indo para a área da nuca, use a técnica da máquina sobre o pente e corte em um afilamento baixo. Apoie a base do pente de corte sobre a área da linha do cabelo e posicione-o em ângulo, ao mesmo tempo que os comprimentos aparados criam um afilamento leve e igualado entre a linha do cabelo e o cabelo cortado verticalmente.

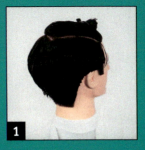
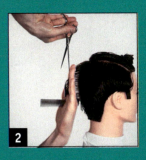
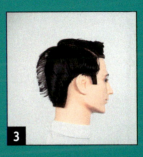
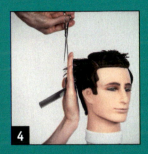
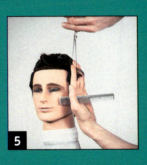
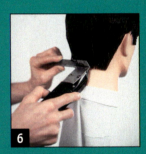

Cortes de cabelo masculinos

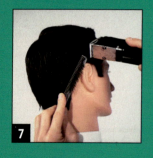
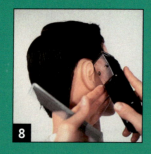
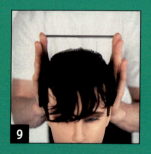
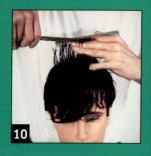
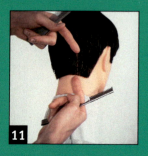
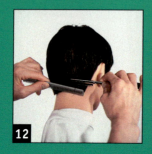
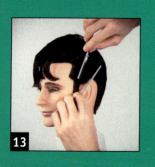
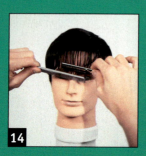
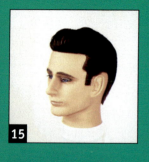

7. Continue usando essa técnica de afilamento sempre ao redor do perímetro até a parte frontal da cabeça.

8. Depois, posicione em ângulo a máquina ao redor da cabeça para fazer uma linha de corte limpa à sua volta.

9. Indo para a área da coroa, penteie e segure reto o cabelo a partir do topo da cabeça para cortar horizontalmente. Isso garantirá uma forma quadrada. Usando os comprimentos externos de cortes anteriores como guia, pegue mechas horizontais pelo topo da cabeça e corte horizontalmente até o guia.

10. Continue trabalhando em direção da parte frontal até que o cabelo esteja cortado. Direcione e segure reto os comprimentos do topo da cabeça e corte até o guia progressivo horizontal.

11. Use a navalha com o cabo e a lâmina contra o cabelo para misturar a área de transição. O pente e a navalha giram para controlar e cortar o cabelo.

12. Use o pente para controlar o cabelo e segure a lâmina em ângulo médio à medida que é passada pelo cabelo para remover qualquer acúmulo de peso. Trabalhe para baixo, até a nuca.

13. Repita a técnica da navalha por todo o perímetro, mantendo a pressão uniforme e o ângulo constante. Um toque leve deve ser usado com essa técnica para evitar a remoção de muito cabelo. Dê alguns golpes leves quando personalizar a área ao redor da orelha.

14. Tenha cuidado redobrado enquanto estiver removendo o excesso de peso na área da franja. Removendo o peso nessa área, você terá mais controle na modelagem do cabelo.

15. Note as linhas limpas no penteado finalizado.

CRIE

Aplique esta técnica em diferentes comprimentos, cores e texturas e obtenha possibilidades quase infinitas.

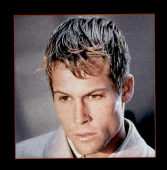
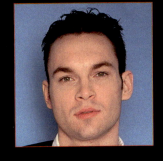
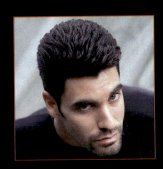

AFILAMENTO ALTO

VISÃO GERAL

Este corte masculino de afilamento alto usa técnicas de corte de graduação muito curta para criar uma aparência de "diminuição de intensidade". Isso significa que o cabelo fica cortado bem rente, com o couro cabeludo aparecendo nas áreas do perímetro. Ao mesmo tempo, a finalização desse corte mostra transições leves que vão do muito curto a comprimentos mais longos na coroa para liberdade de formato. Aqui o foco está no uso da tesoura, da máquina e de ambos os tipos de pente de corte para produzir resultados específicos. Em cada corte, você verá a necessidade de precisão e habilidade desenvolvidas para produzir esses cortes cuidadosamente planejados. Com comprimentos mais curtos de cabelo, o planejamento do corte e a aplicação das técnicas se tornam muito importantes. O equilíbrio do corte e como ele complementa a forma da cabeça do cliente e suas características faciais são realmente a chave do sucesso de seus esforços. Com essa maior experiência, seu olho lhe dirá se um corte é adequado ao cliente.

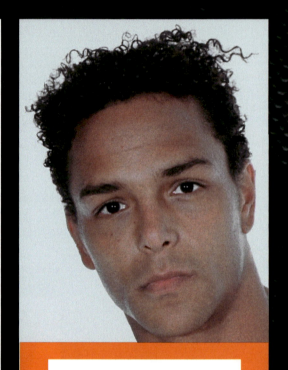

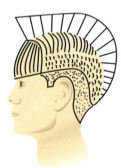

A "diminuição de intensidade" dramática ao redor do perímetro pode ser progressiva e angulosa ou clássica por natureza. O perímetro rígido resulta em comprimentos internos mais longos.

APLICAÇÃO

Com seus clientes, estes passos técnicos seguem à consulta e lavagem.

PROCEDIMENTO

1. Separe uma seção ao redor da cabeça usando as áreas de retirada e a coroa como guias. Indo para a nuca, comece a cortar no meio, usando o aparador. Vá para cima e balance levemente a máquina na curva da cabeça. Essa mecha será seu guia para o perímetro todo.

2. Trabalhe do centro da nuca para a lateral. Quando atingir o perímetro lateral, movimente a máquina paralelamente à linha do cabelo enquanto estiver cortando.

3. Agora corte a outra lateral, recomeçando no centro da nuca e trabalhando em direção da parte dianteira da cabeça. Certifique-se de manter a pressão igual enquanto trabalha com a máquina. Corte cada mecha no mesmo comprimento da primeira antes de ir para outra.

4. Quando a linha do perímetro estiver concluída, segure a máquina de forma angular e corte uma linha visível ao redor da orelha. Isso deixa um acabamento leve ao redor da linha do cabelo. Repita do outro lado.

5/6. Usando um pente de corte mais largo e tesoura, comece na parte central da nuca e continue cortando o cabelo até o comprimento do perímetro estabelecido. Certifique-se de trabalhar constantemente de mecha a mecha, até a área da coroa da cabeça. Trabalhe de cima para baixo da cabeça usando a técnica da tesoura sobre o pente.

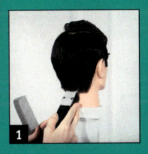
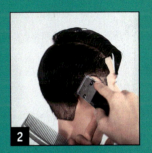
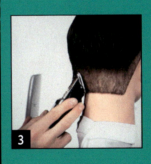
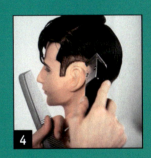
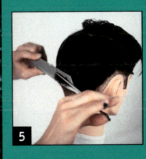
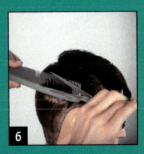

Cortes de cabelo masculinos

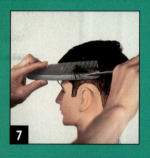
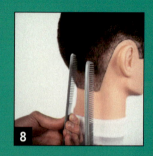
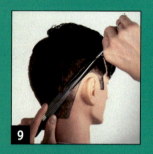
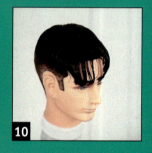
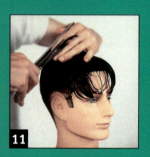
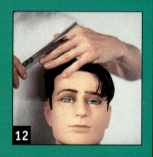
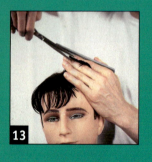
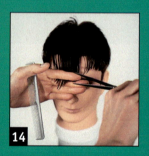
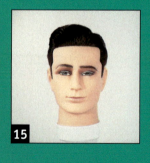

7. Continue a trabalhar na área frontal da cabeça usando o cabelo cortado anteriormente como guia. Conclua um lado, depois corte o lado oposto, começando na área central da nuca e indo em direção da frente.

8. Use o pente de afilamento para finalizar a linha do cabelo na parte posterior e nas laterais. O comprimento do cabelo que você estiver removendo nesse processo é muito pequeno, mas fará o resultado final ficar perfeito. Esse tipo de pente torna o trabalho ao redor da linha do cabelo muito fácil.

9. Afile essa área de transição sempre ao redor da linha do perímetro.

10. Penteie o topo para a frente e divida a mecha do topo pela metade, retirando uma parte central que desça até o meio da cabeça.

11/12. Indo para a coroa, pegue uma parte horizontal que vai do centro à lateral direita da cabeça. Usando a mecha externa de corte como guia, corte o cabelo trabalhando em direção ao topo central da cabeça. Continue cortando pequenas divisões à medida que trabalha em direção da parte dianteira da cabeça. Direcione os comprimentos e corte diagonalmente até o guia progressivo. Após cortar sua última mecha na área de retirada, posicione as partes finais de volta ao guia.

13. Repita o procedimento na lateral oposta da cabeça. Usando o primeiro guia estabelecido na coroa e o guia do perímetro na lateral, corte o cabelo entre os dois guias. Trabalhe da parte posterior da mecha em direção da linha do cabelo, lembrando de posicionar as partes finais.

14. Quando tiver concluído a segunda lateral, penteie a franja para a frente e corte o cabelo das laterais mais curtas em linha reta até a frente. Para terminar, aplique o produto apropriado e modele como desejar.

15. Aqui, o cabelo está modelado assimetricamente.

CRIE

Aplique esta técnica em diferentes comprimentos, cores e texturas e obtenha possibilidades quase infinitas.

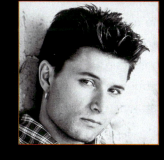
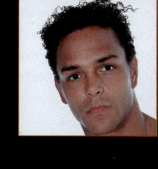
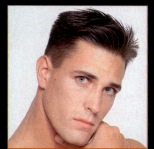

CORTE CURTO ESCOVADO

VISÃO GERAL

Com este corte de cabelo masculino, você aprenderá a técnica de graduação curtíssima, que produz comprimentos mais curtos na nuca resultando em comprimentos mais longos no topo da cabeça. Este é um modelo versátil e popular porque permite o conforto e a facilidade do cabelo curto enquanto oferece um comprimento mais longo na parte interna.

Você vai querer aperfeiçoar sua coordenação da tesoura sobre o pente, que será necessária para dominar esta técnica de corte de cabelo. Há poucas repartições, então você deve ter controle extra enquanto corta à mão livre. Você usará a técnica da tesoura sobre o pente tanto para criar um efeito afilado na área externa quanto para ter comprimentos maiores na parte interna da cabeça. Assim, esta técnica produz alguns efeitos distintos vistos em comprimentos contrastantes de cabelo. A combinação de técnicas de corte e formas criada abre novas possibilidades para modelagem enquanto você domina suas habilidades.

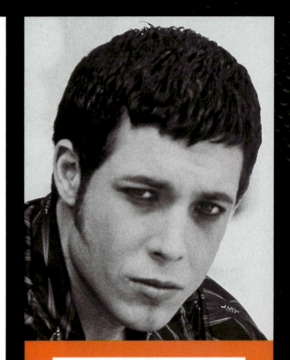

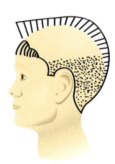

Este modelo curto e dinâmico apresenta comprimentos graduados rentes na parte interna que resultam em comprimentos mais longos que ecoam na curva da cabeça.

Cortes de cabelo

APLICAÇÃO

Com seus clientes, estes passos técnicos seguem à consulta e lavagem.

PROCEDIMENTO

1. Use uma divisão em forma de torta para repartir o topo desde a coroa central até a área de retirada frontal em ambos os lados.

2. Observe a combinação e o manuseio do pente de corte de dentes largos para trabalhar em direção ascendente na área posterior.

3. Comece a cortar no centro da nuca usando a técnica da tesoura sobre o pente.

4. Continue a cortar com a tesoura sobre o pente até que o cabelo esteja no comprimento desejado. Não vá para a próxima mecha até que você estabeleça o comprimento desejado e o cabelo esteja uniforme; esse será seu guia para todo o corte. Uma vez estabelecido o comprimento, trabalhe em direção da lateral direita e continue usando a técnica da tesoura sobre o pente. Complete toda a lateral certificando-se de que não há linhas irregulares no cabelo.

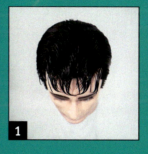
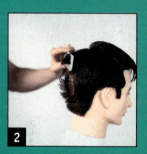
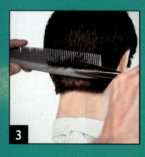
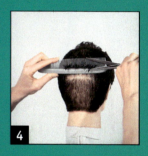

Cortes de cabelo masculinos

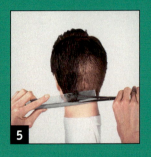
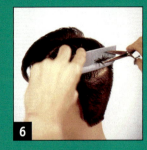
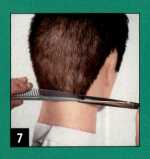
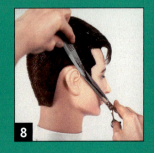
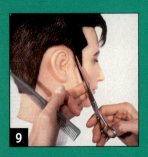
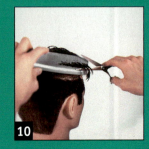
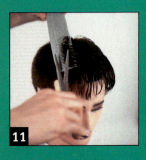
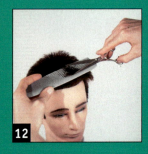
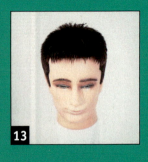

5. Volte para o centro da nuca e use o comprimento previamente estabelecido como guia. Pegue mais cabelo com o pente e corte-o com precisão quando passar pela base.

6. É muito importante manter a lâmina parada e na base do pente quando realizar o corte. (Use o polegar apenas para movimentar a lâmina de corte.) Trabalhe na direção esquerda e complete o lado como antes.

7. Use um pente de barbeiro ou afilamento para criar os detalhes finais do afilamento finalizado. Quando estiver cortando com o pente de afilamento, use o mesmo procedimento e técnica utilizados com o pente de dentes largos.

8. O pente de afilamento permite encurtar o cabelo e fazê-lo ficar mais rente à parte inferior da linha do perímetro, tornando mais fácil o corte na nuca, nas costeletas e na área da orelha.

9. Para fazer os detalhes das costeletas, use a técnica da mão livre e as pontas da lâmina da tesoura.

10. Usando o pente de corte com dentes largos, comece a cortar a área da crista e o topo usando a técnica da tesoura sobre o pente. Primeiro, penteie o cabelo para cima a partir da lateral até ver o guia da linha do perímetro na base do pente. Enquanto continua a trabalhar em direção ao topo central, use a mecha anteriormente cortada como guia.

11. Junte a frente ao comprimento nas laterais. Trabalhe em um lado até a parte central do topo da cabeça e repita o procedimento no lado oposto.

12. Vá para a linha frontal do cabelo e trabalhe em direção da coroa usando a mesma técnica de corte para juntar toda a parte superior.

13. No corte curto escovado finalizado, todo o cabelo se mistura de forma homogênea. Este corte é modelado aqui para ter um efeito texturizado mais acentuado.

CRIE

Aplique esta técnica em diferentes comprimentos, cores e texturas e obtenha possibilidades quase infinitas.

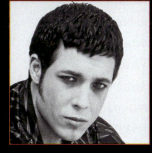
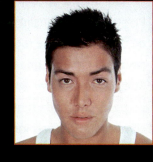
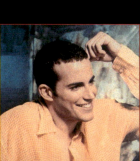

AFILAMENTO CONTEMPORÂNEO

VISÃO GERAL

Neste corte, você vai usar as técnicas de afilamento para moldar um visual de comprimento médio que exibe volume, versatilidade e opções de finalização. Prestar muita atenção ao trabalho de detalhe durante todo o corte resultará em uma finalização suave que certamente vai agradar. Uma linha do pescoço afilada rente avança para comprimentos mais longos pela parte interna e dá mais volume e altura. Você vai criar este modelo usando tesoura e máquina com uma variedade de técnicas para remover o comprimento e criar um trabalho detalhado.

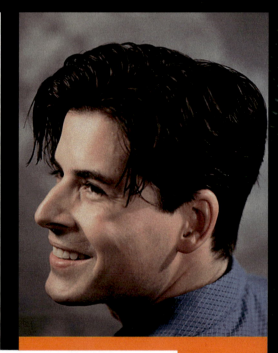

APLICAÇÃO

Com seus clientes, estes passos técnicos seguem à consulta e lavagem.

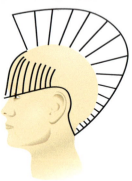

Este corte é rente e esculpido na linha do perímetro, progredindo para comprimentos mais longos na parte interna.

PROCEDIMENTO

1. Separe uma mecha ao redor da cabeça usando as áreas de retirada na linha frontal do cabelo e a coroa como guias.

2. Comece na parte posterior central bem acima da área seccionada da coroa. Pegue uma mecha vertical, disponha o cabelo em diagonal ascendente e para fora da cabeça e corte na vertical. Certifique-se de manter-se firme nas posições de manuseio e corte, empregando tensão uniforme ao trabalhar em direção das laterais. Repita esse procedimento no lado posterior oposto da cabeça.

3. Na coroa, solte uma mecha diagonal e corte no comprimento do guia. Continue a soltar mechas diagonais, direcione para fora os comprimentos retos da lateral da cabeça e corte. Leve para fora o cabelo reto da lateral da cabeça, faça um ângulo leve com os dedos e faça a junção com o guia a partir da área da crista. Com os dedos, faça um ângulo em diagonal para cortar em direção da linha frontal do cabelo. Use essa técnica na parte superior central.

4. Repita esse procedimento no lado oposto da cabeça.

5. Na área central da coroa, verifique e junte os comprimentos dos dois painéis que foram cortados na parte superior.

6. Pegue mechas horizontais no topo da cabeça. Segure o cabelo reto para fora e arredonde qualquer irregularidade no centro enquanto trabalha em direção da linha frontal do cabelo.

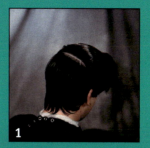 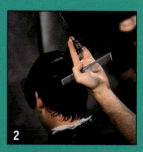

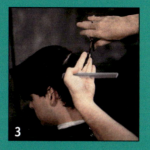 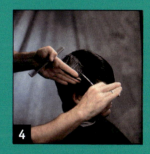

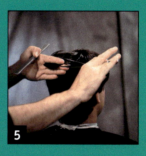 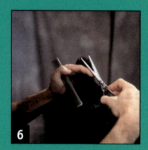

Cortes de cabelo masculinos

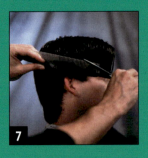 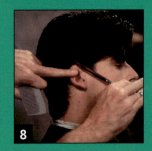
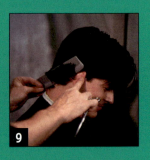 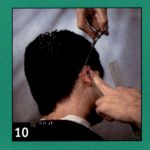
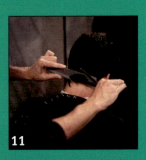 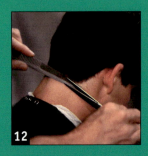
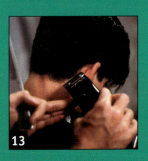 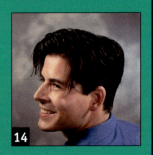

7. Use a técnica da tesoura sobre o pente para remover qualquer volume e peso ao redor da orelha. Observe o ângulo em que o pente é segurado.

8. Refine a linha ao redor da orelha usando a tesoura em técnica livre enquanto contorna a orelha.

9. Use a técnica da tesoura sobre o pente para afilar as laterais do perímetro em direção da nuca. Isso garante um visual suave e limpo. É muito importante movimentar a tesoura e o pente em conjunto. Observe como a orelha é afastada.

10. Mais uma vez, refine e detalhe a linha do perímetro.

11. Quando as laterais do perímetro forem concluídas, remova o volume na nuca com a tesoura e um pente.

12. Faça os detalhes e refine o afilamento da nuca usando um pequeno pente de barbeiro. Observe os detalhes rebuscados que podem ser alcançados.

13. Para completar o corte, use a máquina para refinar qualquer cabelo extra ao redor do pescoço e das laterais.

14. No visual finalizado, há comprimento suficiente na frente para várias opções de modelagem.

CRIE

Aplique esta técnica em
diferentes comprimentos,
cores e texturas e
obtenha possibilidades
quase infinitas.

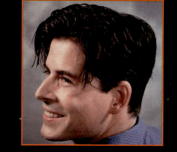

AFILAMENTO MASCULINO

VISÃO GERAL

Este visual afilado mais curto é ideal para o homem de negócios bem elegante que prefere cabelos curtos, mas ainda assim quer um comprimento suficiente para ter escolhas de modelagem. Este visual é facilmente convertido de informal a profissional, determinando uma imagem sempre elegante. Pode funcionar bem para diferentes formatos de rosto e texturas de cabelo, incluindo cabelos naturalmente crespos ou ondulados. Observe que nenhuma área é muito curta ou extrema; em vez disso, o visual projeta uma imagem bem desenhada, resultado da precisão com base na compreensão das técnicas de corte.

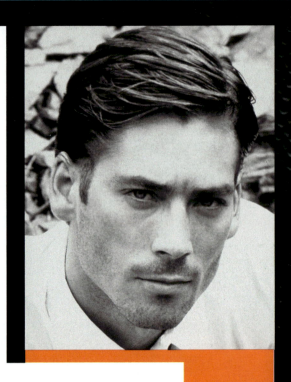

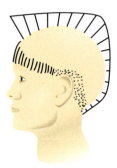

APLICAÇÃO

Com seus clientes, estes passos técnicos seguem à consulta e lavagem.

Este corte com camadas pesadas e afiladas apresenta leve alongamento no topo e ao redor da área da franja para melhor adaptação.

PROCEDIMENTO

1. Estabeleça uma seção ao redor da cabeça usando as áreas de retirada na linha frontal do cabelo e a coroa da cabeça como guia. Comece acima da orelha. Pegue uma mecha vertical, segure reto o cabelo da cabeça e corte-o.

2. Trabalhe da orelha para a linha frontal do cabelo trazendo de volta a última mecha da linha frontal do cabelo para aumentar levemente o comprimento. Isso permitirá obter um comprimento extra e personalizar a área da franja, especialmente quando a linha frontal do cabelo estiver baixando.

3. Separe verticalmente as mechas, segurando-as para fora da cabeça e de maneira reta. Corte-as paralelamente à cabeça. Vá para o painel acima da orelha e corte o cabelo para juntar com a mecha cortada anteriormente. Continue pela parte posterior central. Repita o mesmo procedimento do outro lado.

4. Pegue mechas horizontais na parte interna desde o topo central até além do painel. Direcione esses comprimentos para cima e corte-os. Trabalhe em direção desse painel soltando as mechas horizontais e cortando-as de acordo com o guia progressivo. Use mechas centrais da área da coroa, cortando-as conforme o guia de comprimento estabelecido.

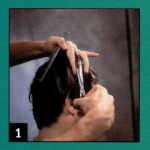
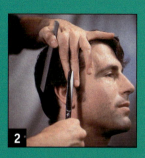
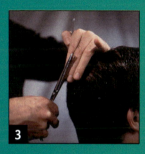
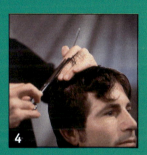

Cortes de cabelo masculinos

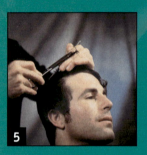
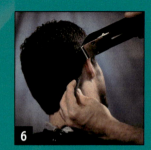
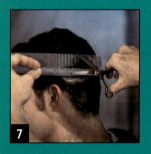
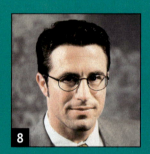

5. Direcione os comprimentos da frente para trás para criar um aumento no comprimento. Repita a técnica no outro lado da cabeça, depois trabalhe o topo central para juntar o canto pesado criado. Observe a posição curvada do dedo.

6. Use um pente de corte para afilar as laterais e a parte de trás. Cuidado para não cortar o comprimento previamente definido. Afile os lados, depois continue afilando toda a área da nuca com a máquina.

7. Para criar uma transição suave em toda a linha do cabelo, refine e delineie o corte usando a técnica da tesoura sobre o pente. Depois, modele o cabelo.

8. O afilamento clássico finalizado é um visual de homem de negócios.

CRIE

Aplique esta técnica em diferentes comprimentos, cores e texturas e obtenha possibilidades quase infinitas.

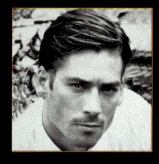
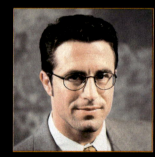

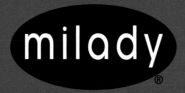

Há 80 anos a Milady é provedora de soluções para o aprendizado escolar e profissional em cosmetologia nos Estados Unidos.

Agora essas soluções estão ao seu alcance!

Milady é o selo editorial da Cengage Learning que, por meio de suas publicações, cursos e vídeos, oferece conteúdo e soluções personalizadas para o mercado profissional e educacional em cosmetologia, visagismo, estética, massoterapia, tecnologia para as unhas, barbearia e salões/SPAs. Tendo sido a primeira editora a publicar para o segmento de estética e cosmetologia, Milady é hoje referência nos Estados Unidos, onde detém 95% do mercado.

Conheça você também as publicações Milady!

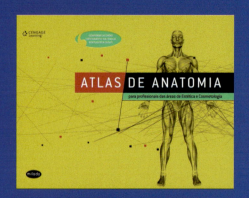

ATLAS DE ANATOMIA
PARA PROFISSIONAIS DAS ÁREAS DE ESTÉTICA E COSMETOLOGIA
Milady®

A história da Anatomia se inter-relaciona com a história da Medicina e do desenvolvimento do conhecimento humano, datando de aproximadamente quinhentos anos antes de Cristo, no sul da Itália, com Alcméon de Crotona – que realizou dissecações em animais –, e desde então caminha *pari passu* com o desenvolvimento da Medicina e áreas correlatas. O desenvolvimento de novas áreas de conhecimento na saúde, como a Estética e a Cosmetologia, exige, cada vez mais, um conhecimento amplo dessas especialidades, relacionando-as com as suas atividades cotidianas. Esta obra visa suprir a necessidade de um livro de Anatomia direcionado aos cursos ligados à beleza.

ISBN: 8522107793
ISBN13: 9788522107797

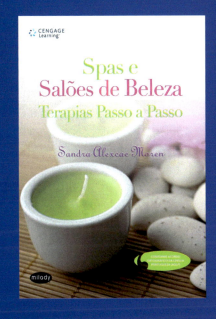

SPAS E SALÕES DE BELEZA
TERAPIAS PASSO A PASSO
Sandra Alexcae Moren

Este livro, material de referência de fácil leitura, descreve em detalhes técnicas altamente eficazes para a instalação de um salão de beleza ou de um spa, bem como os procedimentos para tratamentos e terapias neles administrados, assegurando mais qualidade e consistência dos serviços prestados aos clientes. Os formulários de clientes e o protocolo padronizado descrevem as tarefas específicas que melhoram a produtividade e propiciam uma experiência única ao cliente, promovendo maior índice de fidelização, aumentando as vendas de produtos e reduzindo os custos operacionais. A obra apresenta claramente os benefícios e valores dos tratamentos e terapias, de modo que os terapeutas e recepcionistas possam facilmente repassá-los aos clientes.

ISBN: 8522106312
ISBN13: 9788522106318

CURSO BÁSICO DE MASSAGEM
UM GUIA PARA TÉCNICAS DE MASSAGEM SUECA, SHIATSU E REFLEXOLOGIA
Mark F. Beck, Shelley Hess e Erica Miller

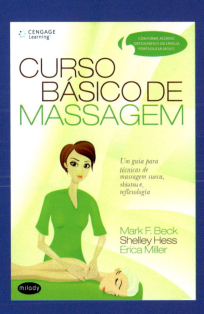

Esta obra apresenta uma introdução às técnicas de massagem e seus benefícios, bem como explica as diferenças entre massagem oriental e ocidental, e as peculiaridades de cada método. Nela você também aprenderá os segredos da massagem sueca, do shiatsu e da reflexologia por meio de instruções passo a passo. As ilustrações em duas cores ajudam a entender os movimentos dos braços e das mãos. Ao final, os autores ensinam como utilizar os óleos essenciais nas massagens, fornecendo um apêndice, para referência rápida, daqueles mais utilizados.

ISBN: 8522105839
ISBN13: 9788522105830

Este livro foi impresso na
LIS GRÁFICA E EDITORA LTDA.
Rua Felício Antônio Alves, 370 – Bonsucesso
CEP 07175-450 – Guarulhos – SP
Fone: (11) 3382-0777 – Fax: (11) 3382-0778
lisgrafica@lisgrafica.com.br – www.lisgrafica.com.br